久坂部羊

日本人の死に時

そんなに長生きしたいですか

GS
幻冬舎新書
019

はじめに

あなたは長生きしたいですか――。

そう聞かれたら、たいていの人が、「そりゃ、もちろん」と答えるでしょう。むかしから長寿はめでたいこととされ、理屈抜きに望ましいこととされてきました。

しかし、今や高齢社会の問題が増大する中で、その風潮が変わりつつあります。

「長生きしたいですか」と聞かれて、「ノー」と答える世代が出てきたのです。

現に、私が勤務するクリニックの看護師たちも、「そんなに長生きしたくない」と言います。

「なら、どれくらいまで生きたい？」と聞くと、「六十歳くらいかな」と答えます。彼女たちはまだ三十代で、六十歳までにはまだ時間があると思っているのでしょう。五十一歳の私には、ちょっと緊張させられる答えです。彼女たちが五十歳を超えても、同じ考えでいるなら、それは立派といえます。

私は現在、在宅医療専門のクリニックに勤務しています。寝たきり老人や、自宅で最期を迎えようとする末期がん患者などの家を訪問し、その療養をサポートするのです。その前は老人デイケアのクリニックに四年間勤めました。両方合わせると、かれこれ十年ほど老人医療に携わってきたことになります。

その間、多くの老人の老いと死を見つめてきました。その経験から思うのは、長生きは必ずしも望ましくないということです。

私も以前は、長生きがしたいと思っていました。しかし、老人医療をはじめてから、徐々にその考えが変化してきました。いざ老いの現実に直面してみると、それまで抱いていた長生きのイメージと、実際のそれが大きく異なっていたからです。クリニックの看護師たちが長生きを望まないのも、日々そういう現実に接しているからでしょう。

今、私たちがやっている老人医療は、病気を治すための医療ではありません。診療の対象は、老化による麻痺や機能低下、認知症（老人性痴呆）、腰痛や耳鳴り、さらには末期がんなどです。これらははっきり言って、今までの医療からは見捨てられてきたものです。治らない状態の人を、医学的にどう支えていくか。それが我々の目指す老人医療です。

重視するのは、治癒ではなく、本人のＱＯＬ（生活の質）です。入院したくない、つらい検査は受けたくない、痛みを取ってほしい、薬をのみたい、あるいはのみたくない。そういう個々の希望やわがままを、実現可能な範囲で、最大限にかなえることが目的です。そして、いずれは訪れる最期を、どうすれば望ましい形で迎えられるかまで視野に入れています。

これまでの医療は、命を延ばすことを目的としてきました。おかげで日本人の平均寿命は男女とも世界のトップレベルを維持しています。人生八十年の時代といわれ、実際、スーパー老人とも呼ぶべき元気な人も増えてきました。

しかし、その一方で、寝たきりや認知症の老人は増え、その数は合わせて四百万人に迫る勢いです。

医療はその役割を果たすのに、十分に広い視野を持っていたでしょうか。とにかく命を延ばせばいいという方針の裏で、言葉は悪いのですが、「中途半端に助かってしまう人」を創り出してきたのではないでしょうか。その結果が、今の介護危機ともいえる状況です。

誤解のないように申し添えますが、私は何も老人に「早く死んだほうがいい」と言っているのではありません。話はそんなに単純なことではない。

人々が若くして死んでいた時代には、医学の進歩が必要だったでしょう。しかし、今、医学は大いに発展して、寿命を超えるほど人を生かすようになりました。人間の身体《からだ》は自然ですから、機械のようにどこまでも性能をアップするわけにはいきません。ほどよいところがあるはずです。

その発想からいけば、現代の医療はすでにやや進みすぎです。進めるばかりでなく、別の方向を探ったり、ときには一部を棄てることもまた、人間の知恵ではないでしょうか。


本書は、長生きのよくない面にスポットを当てています。だから、基本的にはいやなことを書いています。なぜそんないやなことを書くのかというと、ちまたにあふれる健康長寿情報にあまりにウソが多いからです。そんなきれい事ばかりを聞かされていたら、この先どうなるのか。ますます老いや長生きが苦しくなってしまう。その危機感が強くあります。

私は長寿はよいとは思いませんが、天寿は否定しません。与えられた寿命で、ほどほどに死ぬのがいいと思います。

それでもうまく死ねずに、長生きしてしまったらどうするのか。

老いても楽に生きられる方法はあるのか。

方法はありますが、それは若いうちから準備をする必要があるでしょう。長生きしてからではもう遅い。多くの人が長生きする危険のある今、そう言わざるを得ない変な時代になりつつあるのです。

＊本書に登場していただいた老人のみなさんは、すべて仮名です。趣旨を損ねない範囲で、年齢、性別、病気などの事実を変えています。

日本人の死に時／目次

第一章　長生きは苦しいらしい

老人の「死にたい願望」

私が老人医療をはじめたのは、今から約十年前、老人デイケアを中心としたクリニックでした。当時はまだ介護保険もはじまっておらず、介護関連の施設もそれほど多くありませんでした。

デイケアでは毎朝、四十人ほどの老人をバスで迎えに行きます。血圧や体温を測り、ゲームや体操などのプログラムをして、夕方、また家まで送って行きます。プログラムの合間に、昼食、入浴、リハビリなどもあります。

あるとき、送迎バスから降りてきた時江さん（八十八歳）が、急に胸の苦しみを訴えました。急いで診察室に運び、心電図をとりました。幸い、発作はすぐにおさまり、心電図にも特段の異常はありませんでした。そのことを告げると、時江さんが心底落胆したように言ったのです。

「ほんなら、まだ死ねませんな」

「そんなこと言わないで。生きていたらまたいいこともあるでしょう」

慰めのつもりで言うと、時江さんはキッと私をにらんで、声を荒らげました。

「ええことなんか何もないです。苦しいばっかりや。つらいことばっかりです。このまま死んだほうがどれだけ楽か」

皺だらけの目尻には、じわっと涙がにじんでいました。

血液検査をして、何も心配のない結果が出た老人が、似たような反応を見せたこともあります。結果を説明して「よかったですね」と言うと、その老人はため息をつき、こうつぶやきました。

「まだ、生きていかないかんということですな」

つらい長生きをしている老人の中には、早くこの世からおさらばしたいと思っている人が少なくないようです。

よく新聞などでは、老人が死にたいと思うのは、そう感じさせる社会に問題があるというような意見を目にします。たしかに福祉や介護の分野で、行き届いていないところはたくさんあります。当然、それらは改善すべきです。しかし、改善が進めば老人の「死にたい願望」は解決するのでしょうか。老人はもっと心の深いところで、人生の終わりを望んでいるのではないでしょうか。

有料老人ホームに訪問診療に行くことも多いのですが、ロビーなどで老人が淡々と語り合っているのを耳にします。

「もう十分生きたからねぇ」

「朝起きて死んでたら、どれほどええやろ」

「階段でこけて、そのままぽっくり逝けたら楽でいいんやが」

大腿骨骨折《だいたいこつ》のあと車椅子生活になった久子さん（九十歳）は、居室での診察のたびに嘆きます。

「先生、わたしはね、生まれてこのかた、悪いことは何もしてませんの。自分のことはあとまわしにして、いつも家族や人さまのことを思ってきました。それがなんでこんなつらい目にあわないかんのでしょう。脚が痛いし、歩けないし、ひとりでご飯も食べられませんの。また元気になれるんなら生きてる甲斐もありますけど、弱る一方でしょう。もう苦しいばっかりで、何も楽しみがありませんわ」

社会を改善すれば、久子さんの「死にたい願望」が減るのでしょうか。診察のたび、私はその深い哀しみに言葉を失います。

初体験としての長生き

クリニックに外来の患者がいないとき、私はよくデイケア室へ行って、老人たちと話をしました。そこでよく耳にしたのが、「こんなことになるとは思わなかった」という嘆きです。

腰痛と膝の変形に悩む老人が、歩行器にすがりながら顔をしかめます。

「若いときから山歩きで鍛えてきたのに、こんなに腰や膝がいかれる（だめになる）とは思わなんだ」

脳梗塞で右半身が麻痺した老女が、口惜しげに問いかけます。

「健康には人一倍気をつけて、身体に悪いことは何もしなかったのに、なんでこんな病気になったのでしょう」

頑固そうな男性が腕組みのまま、憮然としてつぶやきます。

「年はとりたくないもんですな。引退したら司馬遼太郎の全集を読もうと思うてたのに、目がかすんでちょっとも読めん。まさかこんなことになるとは」

多くの老人が、予想外の状況に悩み、苦しんでいるようでした。

しかし私からすれば、それらの障害はごくありふれた老化現象のように思えました。年をとれば、痛いところも出てくるだろうし、目も悪くなるでしょう。脳梗塞やその他の病気も起こるでしょう。なのにあの深い嘆きようはなぜなのか。

それはどうやら老いというものが、だれにとっても初体験だからのようでした。七十歳になった人は、みんな生まれてはじめて七十歳になります。前に一度、七十歳になったことがあるという人はいません。八十歳も九十歳も同じです。老人ははじめての老いの中で、とまどっているのです。

もちろん、自分の両親や祖父母の老いは見ているでしょう。でも、見るのと実際に体験するのとではちがいます。こんなことになるとは思わなかったという老人の多くは、老いを楽観していたのではないでしょうか。老いても元気な人を見れば、なんとなく自分もそうなれると思ってしまう。逆に、老いて苦しんでいる人を見ても、自分はそうはならないだろうと目を逸らす。

今、長生きを望む人たちも、なんとなく今の体力に近いまま長生きできると思っているのではないでしょうか。でも、長生きはだれにとっても初体験です。決していいとはかぎりません。それをしっかり認識しないで老いを迎えるから、「こんなはずでは」と悔やむのです。

だから、漠然と長生きしたいと思う前に、現実の老いをできるだけ具体的に知っておいたほうがいいでしょう。死んで花実が咲くものかという言葉もありますが、いつまでも死なないとどうなるのか。それをリアルに想像してみる必要もあるのでは？

リアル長生きシミュレーション

長生きするとどんなことが起こるのか。

老眼になったり、ハゲたり白髪になったり、皺が寄ったり、入れ歯になったり、顔にシミができたり、耳が遠くなったり、腰が曲がったり、物忘れがひどくなったり、口が臭いと言われたり、そういうことはほんの序の口です。

もっとつらくて厳しい状況が待っています。もちろん、老いによる障害は人それぞれで、何が起こるかは人によってちがいます。とりあえずは、長生きの人にごく一般的に現れる症状を見てみましょう。

▼排泄《はいせつ》機能の低下

どんな人でも、永遠に排泄機能を保つことはできません。老いれば尿道や肛門の括約筋がゆるんできますし、きばるための腹筋も弱まります。尿意や便意を感じる神経が鈍れば、知らないうちに出てしまいます。

つまり排泄機能にも寿命があるということ。その寿命と、身体全体の寿命のどちらが先に尽きるか。身体の寿命が先なら、垂れ流しになる前にめでたく死ねますが、逆なら下の世話をしてもらわなければならない。

デイケアに来ていた松次郎さん（七十八歳）は、いつも知らないうちにパンツの前が濡れていると嘆いていました。尿意を感じると待ったなしに排尿がはじまるので、陰茎を右手でぎゅっと握って便所に走るのだそうです。それでも間に合わず、廊下にこぼして妻に叱られる。夜は尿瓶《しびん》を用意しているけれど、排尿の音がうるさいと、また妻に文句を言われる。老妻は眠りが浅いので、それくらいの物音でも目が覚めるのです。

▼筋力低下

筋力が低下すると、起き上がれない、着替えられない、入浴ができない、食事、洗面、歯みがきもできない、寝返りも打てないということになります。さらに進むと、声も出にくい、食事も飲み込めない、息をするのも苦しいということになる。

そこまで弱るのかと思われるかもしれませんが、私が在宅医療で診ている九十歳代の老人は、たいていそんな感じです。いくら長生きといっても、そこまでは望まないという人も多いでしょう。しかし、今、寝たきりになっている九十歳代の人たちも、思いは同じだったはずです。望みはしないけれど、生きてしまう。それが現代です。適当な時期に死ぬというのは、なかなか難しいことなのです。

▼歩行困難

筋力低下でまず来るのが、歩行困難です。これは脳梗塞やパーキンソン病などがなくても起こります。

若くてふつうに歩いている人にはわかりませんが、重力に逆らって身体を移動させるというのは、実はそうとうな力を要するのです。筋力の弱った老人は、常に重力に抗《あらが》いながら生きています。腰を浮かせることのたいへんさ、トイレに行く距離の遠さ、庭へ出ることのおっくうさ、車の乗り降りなどは一大事業です。

筋力だけでなく、神経も弱ります。だからなかなか足が出ない。出した足が身体を支えられなくてよろめきます。わずかな段差でもつまずきます。絨毯や畳のへりなどは特に要注意。しかし、転ぶ人は何もないところでも倒れます。むしろ、段差のあるところのほうが注意しているから安全なくらいです。バリアフリーにして転んだ、という笑えない話もあります。

こけて骨折すれば、入院、手術。再起できる人もいますが、寝たきりになる危険は少なくありません。

▼関節の痛み

関節も長年使うと、ひずみや摩耗《まもう》が起こります。

在宅診療を行っている清市さん（七十九歳）は、腰痛で座るのにも必死の苦痛。立ち上がるのは奥さんの手を借りても、毎回「痛たたたたー」とうめきます。表情から察するに、その痛みは関節に五寸釘を打ち込まれるほどの苦痛のようです。

清市さんは、ふとんから起き上がるときに右手首を捻挫して、以来、痛みが慢性化し、箸が持てなくなりました。ちょっとした捻挫でも、若いときのように簡単には治らないのです。

リウマチで寝たきりの寿美さん（六十八歳）は、オムツの交換のたびに痛みで脂汗《あぶらあせ》を流します。麻痺で股関節《こかんせつ》が拘縮《こうしゅく》しているからです。リハビリで拘縮を治せないこともないのですが、たいへんな痛みを伴う苦行です。いったん動くようになっても、リハビリをやめればまたすぐ固まってしまうので、苦行は生きているかぎり続きます。

▼うつ病

年をとると、いろいろな不都合が出てきます。身体の機能が低下し、容色も衰え、能力も失われます。がんや心臓発作の恐怖に怯え、腰や膝の関節の痛みに泣く。連れ合いに先立たれたり、家族に疎外されたり、社会的な地位や居場所を失ったりということもあるでしょう。当然、気持がふさぐ。これが老人性うつ病の起こる仕組みです。

うつ病になるかどうかの分かれ目は、心の準備によるようです。

年をとったんだから仕方がないと受け入れられれば、まだしも息をつけます。こんなはずではないとか、まだまだ俺は負けんぞなどとがんばっていると、ままならぬ現実に心が押しつぶされてしまいます。その意味で、「生涯現役」などという言葉は、うつ病の最大の危険因子といえます。

もうひとつ注意しなければならないのは、認知症の初期とうつ病が似ていることです。なんかふさぎこんでいるなと思っていたら、今言ったことを忘れたり、自分の年齢がわからなくなったりということがある。うつ病なら抗うつ剤がありますが、認知症を改善する薬はありません。

▼不眠

疲れたら眠る。若い人には当たり前のことです。しかし年をとると、眠るのにも体力がいることがわかります。老人が早起きなのは、遅くまで寝ている体力がないからです。当然、眠りも浅くなります。だから、尿瓶の音くらいで目が覚めてしまう。

自分の尿意で目があくことも少なくありません。特に前立腺肥大の男性は、夜間尿が五回を超える人もいます。

女性には膀胱の神経過敏がよく見られます。この状態になると、多い人で一晩に二十回ほどトイレに行きます。パーキンソン病で身体が不自由な真佐子さん（五十八歳）は、尿意のたびにご主人を起こしてトイレに行っていました。ご主人が睡眠不足で倒れそうになり、結局、バルーンカテーテル（導尿《どうにょう》の管）を留置しました。

不眠の人には一応、睡眠剤を出します。しかし、これがなかなかうまく効かない。一錠や二錠では、あくびも出ない。逆にちょっと量を増やせば朝まで残って、ふらついてベッドから落ちたりします。場合によっては眠りが深くなりすぎて、舌根沈下《ぜっこんちんか》（舌のつけ根が咽頭部を塞ぐ状態）で呼吸が止まることもあります。

▼呼吸困難

タバコを吸っている人に多い慢性閉塞性呼吸器疾患。いわゆる慢性気管支炎と肺気腫です。気管支に炎症が起きて狭くなったり、肺胞の壁が壊れて、酸素と二酸化炭素のガス交換が十分にできなくなった状態です。いったん壊れた肺はもとには戻りません。

この状態になると、トイレに行くだけでハーハー、ゼェゼェ、早足や階段の上り下りなどもってのほかということになります。

同じ呼吸困難でも、酸素が足りない場合はまだ救われます。マスクで酸素吸入をすればいいからです。困るのは二酸化炭素の排泄ができなくなるタイプ。これは苦しいようです。酸素を吸えば、よけいに呼吸が抑制されて、二酸化炭素が溜まってしまう。呼吸困難だけでなく、頭痛、発汗、けいれんが起こり、ひどくなると意識を失います。

▼めまい・耳鳴り・頭痛

これも老人によくある症状です。首を動かすだけで目がまわる、寝返りを打つと天井が波打つ、一日中耳が鳴っている、頭の中でクマゼミが百匹鳴いているようだなどという訴えを、私は何度も聞かされました。朝起きたら頭痛がする、寝ていても頭がガンガンすると、苦痛に顔を歪める人もいます。

薬でなんとか抑えようとしますが、滅多に効きません。専門病院に紹介して、検査をしてもまず異常は見つかりません。「年のせいです」と言われておしまい。

自分で治療法を考える老人もいます。黒酢、モーツァルト療法、爪マッサージ。一時的な効果はあっても、たいていはその場かぎりです。

▼嗅覚・味覚障害

私の知人（いずれも七十代）の二人がこの障害に苦しんでいます。嗅覚がまったくなく、味覚は甘いとからいがかすかにわかる程度。男性のほうは原因不明で、女性は風邪のウィルスが原因のようです。

男性の知人が言います。

「しょうゆとソースの区別がつかんのや。見てもわからん。舐めてもわからん」

女性はさらに嘆きます。

「スキヤキを食べてもぜんぜんにおいがしないのよ。カレーの風味も感じられない。私の舌はコーヒーと紅茶の区別をつけられない。イワシもタイも同じ味」

だから、食事は命をつなぐためだけに口に運ぶといいます。うまみもコクも新鮮さもいっさい感じられない。死ぬまでそんな味気ない食事が続くのです。

当たり前のようにある嗅覚、味覚、そのほかの感覚も、ただあることがどれだけありがたいか。失ってはじめてわかるようです。

▼麻痺・認知症

脳梗塞や脳出血、それに最近増えている脊髄小脳変成症《せきずいしょうのうへんせいしょう》や筋萎縮性側索硬化症《きんいしゅくせいそくさくこうかしょう》、骨粗《こつそ》鬆症《しょうしょう》による圧迫骨折、さらにはパーキンソン病やリウマチなどによる麻痺と、アルツハイマー病やピック病、脳血管障害、アルコール依存症や脳腫瘍などによる認知症については、改めて書くまでもないでしょう。その悲惨さや苦しみは、みなさん、すでによくご存じでしょうから。

お断りしておきますが、以上は長生きをすると出てくる症状のすべてではありません。体質や生活習慣によって、もっとさまざまな症状が出ます。もちろんすべての症状が出るわけではありませんし、いつ出るかも人によります。まれに九十歳を超えても元気な人もいます。それは野球でいえば、イチロー級のスーパー老人でしょう。

「年寄りをいじめんといてくれ」という叫び

私が在宅医療で診ている郁男さん（八十五歳）は、妻と息子に先立たれて、独り暮らしをしています。近所に娘一家が住んでいて、ときどきようすを見にきてくれます。毎日、朝からコップ酒を飲み、テレビの時代劇が楽しみという自由気ままな生活ぶりです。

郁男さんの悩みは、心臓が悪いことです。六十歳過ぎから狭心症が出てきたとのこと。

それでも病院が大嫌いで、入院はぜったいにいやだと言います。

十年ほど前、胸が苦しくなって、病院に行ったら、すぐ入院せよと言われたそうです。郁男さんは寝間着を取ってくると言って家に帰り、そのまま病院に行きませんでした。それくらい病院が嫌いなのです。

最近、発作の回数が増えてきて、ニトロの舌下錠《ぜっかじょう》（狭心症の発作を抑える薬）を舐めることが多くなりました。今のところそれで発作はおさまりますが、心筋梗塞になると心配です。

「もしニトロでおさまらんかったら、救急車を呼んでくださいよ。私が駆けつけてから呼ぶのでは間に合いませんから」

そう説明すると、不機嫌そうな顔になります。郁男さんが入院したくないことはわかっていますが、心筋梗塞になれば放っておくわけにはいきません。

先日、診察に行ったら、三日続けて発作が起こったと言います。私が心配してまた救急車の話をしかけると、郁男さんが悲鳴とも叫びともつかない声をあげました。

「あんまり、年寄りをいじめんといてくれ」

私ははっとして口をつぐみました。救急車を呼べば、当然、病院に運ばれます。死ぬよりいやな入院になるのです。しかし、心筋梗塞でも専門病院に行けば助かる可能性があります。

何と言おうかと迷っていると、郁男さんがしんみりと言いました。

「もう八十五にもなって、生きすぎやと思うてる。もう人生の役目も楽しみも終わった。いつ死んでもええんやよ。そやから、こんな苦しみや不安で年寄りをいじめんといてほしいのや」

私は多少の覚悟をしつつ聞いてみました。

「それ、だれに言うてはるんですか」

郁男さんはちょっと考え、「神さんや」と答えました。「もう十分に長生きさせてもろたから、お前、終わりっ、と言うて、ころっと逝かせてほしいんや。神さん、こんなん殺生でっせと言うてるのや」

けれど実際は、私の医療が郁男さんを苦しめているのではないでしょうか。もちろん善意でやっていることですが、結果的に彼をいじめることになっているのでは？　そう思うと、複雑な思いに駆られます。

郁男さんはそのことを察したのか、取りなすように私に言ってくれました。

「先生に言うとるんやないよ。先生に言うんやったら安楽死を頼むよ。けど、今はまだあかんのやろう。そやから神さんに言うてるのや。死ぬのはもういつでもええから、ころっと逝かせてくれと」

郁男さんのような心情の老人は、少なくないと思います。もう十分に生きて、いつ死んでもいいけれど、苦しんだり不安な思いはしたくない。けれど、ぽっくり逝ける保証はない。日々、じんわり迫ってくる病苦に怯えて過ごさなければならないのです。

こういう状態は、医療が進歩したからこそ生じたものです。郁男さんが今服用している薬剤、狭心症の予防薬、錠剤に貼り薬、発作のときに舐める薬。そういう治療があるからここまで長生きしてしまった。

かといって、薬があるのに使わないでいるというのもむずかしいでしょう。放っておくのは怖いし、治療すると苦しい長寿になってしまう。ジレンマです。

たとえ元気に老いても

医師という仕事がら、私が接する老人はどこか具合が悪かったり、病気であったりします。医者いらずというような元気な老人には、あまり縁がありません。だからよけいに老いを否定的に受け止めているのかもしれません。

私が診ている老人の中にも、まれに元気な人はいます。悠々自適で独り暮らしのあつ子さん（八十六歳）は、週に二回プールに通うくらいの元気さです。泳ぎはしませんが、高齢者向けのクラスで、水中ウォーキングをしています。参加者の中ではダントツの最高齢だそうです。

あつ子さんは手先が器用で、今でも老眼鏡なしで針に糸が通せます。部屋には刺繡した鞠や綿入れ人形などが飾ってあります。頭もしっかりしているし、入れ歯もないし、腰も曲がっていません。

ただ、脚が弱っていて、室内でも杖《つえ》をついて歩きます。水の中で歩けるのは、浮力があるからです。でっぷり太っているあつ子さんは、水から出ると杖なしでは歩けません。

あつ子さんは若いころから旅行が大好きで、日本国中の温泉や名所を旅したそうです。先日、久しぶりに、娘一家と伊勢に行ってきました。歩く距離が長いので、車椅子を用意して行ったのですが、伊勢神宮で困ったとこぼしていました。

「内宮と外宮のあいだの道が玉砂利で、車椅子が進まへんのよ。ガタガタ揺れて気分が悪うなるし、それで歩こうと思うたら、時間かかるでしょ。孫は先に行ってしまうし、娘は怒るし、ひとつも（少しも）楽しくなかったわ」

あつ子さんは脚は弱っていますが、それでも八十六歳にしてはたいへん元気です。私が診ている老人の中でもずば抜けています。家も裕福だし、これ以上望んだらばちが当たるほど恵まれていると思えるのですが、本人は不満なようです。

「脚さえ達者やったらなぁ。ああ、もういっぺんでええから、自分の脚で自由に旅行がしてみたいわ」と、あつ子さんは嘆きます。日本国中、今まで行ったことのない県はないというほど旅行しているのに、それでもなお足りないようです。

若いころから働きづめで、旅行になどまったく行けず、六十代や七十代で脳梗塞などになる人も多いのに、と思いますが、そんなことを話してもあつ子さんの憂うつは晴れません。

小春さん（九十二歳）も元気なおばあさんです。身のまわりのことは自分でできるし、洗濯も自分でやっています。独居ではありません。息子一家と同居しています。九十歳を超えて、洗濯をするのは過酷なことですが、嫁がしてくれないのです。

「洗濯も掃除も、できるうちは自分でしなさいと嫁に言われるの。そんな言い方されたら、意地でも頼むもんかという気になるでしょ。ほんまはしんどいのよ。けど、頭下げるのもしゃくやし」

ありふれた嫁姑問題です。私が診察に行っても、嫁は顔を出しません。それもあって、よけいに小春さんの愚痴は募ります。ときに診察時間の半分以上がそれに費やされます。

「ご飯は作ってくれるけど、味付けが濃いでしょ。みそ汁も飲まれへんくらいからいのよ。風呂場に滑り止めのついたマットを敷いたら、その日に捨てられたわ。あんなもの敷いたら髪の毛が引っかかると言うてね。茶碗は食洗機に入れたままやし、玄関には靴が散らかってるし、犬もうるさいし、台所でジャガイモは芽ぇ吹いてるし」

あつ子さんも小春さんも、健康には恵まれていますが、それだけで満足とはいかないようです。

ほかにも多くの老人が、さまざまな不満を抱えています。老いればそれだけ思い通りにならないことも増すのでしょう。したいことができない不満、こじれた人間関係、それ以外にも、配偶者に先立たれたり、相続でもめたり、病気の心配、孤独、空しさ、後悔と、老人の苦の種はいくらでもあります。在宅医療でそれぞれの家の中に入るので、そういうことまで見えるのです。

バラ色情報の罠

そこへ加えて、さらに老いを〝思いがけない不幸〟にしかねないのが、世に喧伝される安楽長寿情報です。

たとえば、新聞にはこんな見出しがよく出ます。

「生き甲斐のある社会を目指して――元気に百歳クラブ」
「70歳からさわやかに輝く」
「80歳でモンブラン登頂　夢に向かって老い知らず」
「90歳　現役真っ最中　自分を磨く時　それが90代」

さらにこんなイベントもあります。

「創造的な生き方目指して――ニューエルダーピープル大賞」
「アクティブライフ・キャンペーン　長寿と介護の新時代」
「長寿社会を変える　ニューシルバープラン」

認知症についての情報も出ています。

「認知症は防げる！　その対策とは　卵黄コリンに注目」
「認知症の遺伝子を眠らせる――若返り遺伝子を活性化」

そのほか雑誌やテレビドラマ、映画やドキュメンタリーでも、老人の感動的な話がよく取り上げられます。

これらの情報は、たしかに安心を与えてくれます。元気な高齢者を見て、励まされる人も多いでしょう。しかし、それだけでいいのでしょうか。

患者に悪い病気の説明をするとき、こんなテクニックがあります。主に末期がんなどのときに使うのですが、最良と最悪の可能性を話すのです。どんな末期がんでも、すべてが死に直行するわけではありません。一時的に落ち着いたり、まれに回復に向かうこともあります。それが最良の可能性です。最悪の可能性は、手の施しようがなく死に至ること。その二つを説明した上で、こう言います。

「現実は、この二つのあいだのどこかになります。だから、できるだけ最良の可能性に近づけるようがんばりましょう」

最悪の可能性を知ることで、患者は少し落ち着きます。疑心暗鬼で膨れ上がっていた恐怖が、底打ちになるからでしょう。悪い状況にもしっかりと心の準備をして、上を目指していけるのです。

しかし、先にあげた長寿に関する情報は、あまりに最良の可能性にばかり目を向けすぎではないでしょうか。最良と最悪の可能性を認識することで、現実を想定内におさめることができるのに、最良のケースばかり見せられていたらどうなるのか。夢を見たい気持はわかりますが、危機管理という点ではむしろ最悪の可能性をしっかり見つめることが重要なはずです。

こういう長寿礼賛の記事を目にするたび、私は顔をしかめます。ウソではないけれど、老人医療の現場にいる者からすれば、とてもアテにはできない楽観的なものです。

なぜこんな甘い情報ばかりが広められるのか。

それは厳しい老いの現実など、だれも聞きたいと思わないからでしょう。それより九十歳でも元気でいられる、老いても安心な社会ができつつあるという話のほうが、ずっと耳に心地よい。ただでさえ世間は暗いニュースが多いのだから、せめて未来くらいはバラ色だと思いたい。そんな人々の潜在的な要望が、〝バラ色情報〟を増殖させているのでしょう。

でも、そんな情報に踊らされていたら、いずれ訪れる老いに苦しむことは必定です。こんなはずではと思っても、もう遅い。

今、マスコミを批判してもはじまりません。マスコミは世間を映す鏡です。世間から求められることを伝えるだけです。
だから重要なのは、我々、情報の受け手の目線なのです。

第二章 現代の「不老不死」考

アンチエイジングの流れ

「不老不死」といえば、いにしえの権力者が追い求めた空しい夢、というイメージがありますが、現代では科学者がそれを求めているようです。いわゆるアンチエイジング（抗加《こうか》齢《れい》）の流れです。

アンチエイジングという言葉を聞くと、ひねくれ者の私などは、ついパロディとして、アンチサンライジングとか、アンチレイニングとかいう言葉を考えてしまいます。止めようと思っても太陽は昇るし、いやだと言っても雨は降る。老化も止めることなんかできないよと、皮肉な気持になるのです。

しかし、そう簡単に言い捨てることはできないようです。

アンチエイジングの本格的な研究は、アメリカでスタートしました。一九九三年、十二人の内科医が集まって、全米抗加齢医学会（American Academy of Anti-Aging Medicine＝A4M）を立ち上げました。その後、組織は急速に増大し、二〇〇六年には所属する医師及び科学者の数が一万一千五百人を数える団体に成長しています。

日本でも〇一年に、医学部の教授らが中心となって、日本抗加齢医学会が発足しました（当初は学会ではなく研究会）。〇六年現在、会員数約三千人、〇五年からは抗加齢医学の専門医・指導士の認定試験を実施しています。ほかにも同じ趣旨の団体は複数あり、日本抗加齢協会、日本アンチエイジング医療協会などが活動しているようです。

アンチエイジングとはどういう発想なのでしょう。日本抗加齢医学会のホームページには次のようにあります。

「アンチエイジング（抗加齢）医学とは、従来の医療が対象にしていた『病気の治療』から、『健康な人のさらなる健康』を指導するプラスの医療で、究極の予防医学。元気に長寿を享受することを目指す理論的・実践的科学」

具体的にいうと、身体の老化度を監視し、悪いところは投薬や栄養管理で調整していく方法です。老化はホルモンの低下や酸化ストレス、免疫力低下などによって起こるので、これらを予防すれば老化は最小限に抑えられるという発想なのです。これはあながち眉唾ではありません。

現に、明治や大正のころに比べて、今の老人ははるかに若々しくなっています。日露戦争で旅順《りょじゅん》を攻略した乃木希典《のぎまれすけ》将軍は、真っ白なひげで顔を縁取られ、私には老人の典型のように思えていました。ところが明治天皇の崩御《ほうぎょ》に際して殉死《じゅんし》したとき、まだ六十二歳だったのです。「アララギ」の歌人・斎藤茂吉の晩年の写真にも驚かされます。痩せてハゲて白髪ひげで、背中も丸く、おまけに小便が近いので排尿用のバケツまで提げている。今の感覚からすれば九十歳近くに見えるのですが、没年を見ると七十歳でした。

今、私が診察している老人たちも、ほとんどが年齢より若く見えます。たまに村里の農家などで、むかしながらの老人を診察することがあります。そういう人は町の老人より明らかに老けている。聞くと、若いときから農作業をしていて、働きづめだったとのことです。重労働が老化を早めたのでしょう。

今の老人は栄養状態がよくなり、生活も楽になったことで、むかしより老化が遅くなっています。結果的にアンチエイジングを果たしているわけです。

アンチエイジング医学は、それをさらに科学的に推進しようとしています。最終的には老化を「根治《こんち》」させて、「不老」を実現しようとしているようです。それればかりか後述するように、永遠の命さえ視野に入れている人々もいます。まさに現代の「不老不死」です。

冷凍保存でよみがえる日を待つ

現代の医学は多くの病気を克服してきましたが、まだ治せない病気もたくさんあります。けれど、いつかは治せるようになるかもしれない。それなら待ってみようじゃないかというのが、人体の冷凍保存の発想です。

この技術はクライオニクスあるいはクライオプリザベーションと呼ばれ、マイナス百九十六度からマイナス二百度で人体を保存します。現在、アメリカでは百人以上の人がこの技術で冷凍保存され、未来によみがえる日を待っているそうです。

しかし、クライオニクスにはさまざまな問題があります。

たとえば、凍結による細胞の破壊です。人体に含まれる水分は、冷却されると氷の結晶となり、細胞を傷つけます。水の分子が組織から分離して、脱水と結晶化による圧迫が起こるからです。

これを防ぐために、冷凍保護物質というものが開発されました。これを用いると水の分子は結晶化せず、マイナス百度以下でも凍らないそうです。

これで細胞破壊の問題はクリアされましたが、新たな問題が生じています。冷凍保護物質そのものに、細胞に対する毒性があるのです。

また、冷凍を開始するタイミングにも問題があります。アメリカでもヨーロッパでも、現行法では冷凍処置をはじめる前に、医師による死亡診断が必要となっています。生きているあいだに冷凍すれば、殺人になってしまうからです。しかし、死んでから冷凍して、また生き返るのでしょうか。いくら医学が進歩したところで、死んだ人間をよみがえらせることは不可能のように思えますが。

だから、未来の医療を信じて冷凍保存になるなら、生きているうちでなければなりません。しかし、これにはかなりの勇気が必要です。未来の医療が期待通りに進歩するという保証はないのですから。たとえ助からない病気になっても、今すぐ冷凍になるよりは、少しでも生きたほうがいいと考える人も少なくないでしょう。

冷凍保存のコストも決して安くはありません。アリゾナ州にあるアルコー・ライフエクステンション財団では、一体あたり十二万ドル（約一千四百万円）。これでは気軽に申し込めません。全身でなく、頭部だけ冷凍するコースなら五万ドル（約五百八十万円）だそうです。脳だけ保存して、身体のほうは未来で調達するというわけです。

これに対し、ミシガン州にあるクライオニクス研究所では、新たに二万八千ドル（約三百三十万円）の格安コースを売り出しました。キャッチコピーは「どこよりもお求めやすい価格で」。

冷凍保存されたあとにも不安はあります。冷凍装置の故障や停電で、溶けてしまわないかという心配です。実際、〇六年の三月、フランスで冷凍保存されていた二体が、保冷室の故障で保存に支障を来《きた》したため、火葬にされました。マイナス六十五度に保たれていた部屋が、マイナス二十度に上がったのです。火葬された二人は夫婦で、夫のほうはクライオニクスの先駆者として有名なレイマン・マティノ博士。一九八四年に妻が亡くなったときにその遺体を冷凍保存し、自らも〇二年に八十歳で死亡したあと、遺言で冷凍になっていました。冷凍維持にはやはり費用がかさんだようで、マティノ博士は妻を保存している保冷室を、有料で公開していたとのことです。二人を火葬にふしたのは息子のレミ・マティノ氏でした。

これらの問題をすべてクリアしても、なお不安は残ります。未来の人が予約の通り、自分たちをよみがえらせてくれるかどうかという不安です。医療が進歩すれば、それだけ人間の寿命は延び、地球規模で人口問題が起こっている可能性が高い。人口過剰、資源不足の状態で、未来人は過去の人間を復活させる気になるでしょうか。当人たちは冷凍状態ですから、廃棄と決まっても抵抗のしようがありません。

それにしても冷凍保存した人間が息を吹き返すなどということが、実際に可能なのでしょうか。夫の死後に、その凍結精子から妊娠したという報道などを見ると、細胞を復活させることは可能であるようにも思えます。

私は小学生のころ、液体窒素でエンゼルフィッシュを凍らせ、それを水中に戻すとまた泳ぎだすという話を友だちから聞いて驚いたことがあります。真偽のほどはわかりませんが、瞬間的に凍らせるので、溶かすとまた生き返るのだそうです。ただし、凍ったエンゼルフィッシュはカチカチなので、落とすと砕けて生き返らないと教えられ、妙に感心した記憶があります。

人間が生き返るかどうかの前に、まず動物実験をすべきでしょう（動物愛護の観点からはむずかしいかもしれませんが）。今のところ、ネズミや犬が冷凍保存からよみがえったという報告はないようです。病気を治すだけでなく、冷凍から「再起動」させる技術も、未来の医療にお願いするということなのでしょうか。

アメリカの不老不死

冷凍人間の復活というようなまどろっこしい方法ではなく、生きているうちに、不老不死を手に入れようとがんばっている人々が、アメリカにはいるようです。

マサチューセッツ州在住のコンピュータ科学者・レイ・カーツワイル氏（五十八歳）は、生物学的年齢が四十歳だそうです。氏は二十年前から自ら考案した老化阻止プログラムを実践し、老化を止めているのです。プログラムでは、身体の老化度を定期的にチェックし、悪いところは投薬や栄養管理で調整するといいます。そのために、彼は今も毎日二百五十錠のサプリメントを摂取し、十杯の緑茶を飲み、六キロ歩き、毎週点滴治療を受けているそうです。

そこまでして、カーツワイル氏をアンチエイジングに駆り立てる原動力は何でしょうか。新聞のインタビューに彼はこう答えています。

「永遠に生きるためですよ」

さすがは欲望が大手を振って歩く国、アメリカです。

しかし、現実に永遠に生きるなどということが可能なのでしょうか。しかもヨボヨボにならず元気なままで。カーツワイル氏は、可能だと言います。

その戦略は三段階に分かれ、それぞれブリッジ1、ブリッジ2、ブリッジ3と名づけられています。ブリッジ1は、今彼が実践している老化のチェックと調整。ブリッジ2は、バイオテクノロジーを駆使した、コンピュータによる生体モニターです。具体的には、生物学的センサーを体内に埋め込んで、健康状態を常に監視し、診断を下します。

ブリッジ3では、さらにナノテクノロジーによって、病気の診断と治療までをするコンピュータベースのロボット（ナノボット）を体内に入れます。これは血流中を移動できるくらいの微小なもので、身体の状態を常に監視し、病原体やがん細胞を破壊し、DNAエラーを修復し、毒素や壊死《えし》組織の除去までやってくれるのだそうです。このように病気や老化を、ナノの世界（一メートルの十億分の一）で超早期に発見、治療して、生体の寿命を極限まで延ばそうというわけです。

しかし、これだけでは永遠に生きることはできません。細胞にも寿命があり、分裂回数に限度があるからです。しかし、カーツワイル氏ら「不老不死推進派」は、幹細胞の移植やクローン技術を応用することによって、遺伝子レベルで細胞そのものの老化を阻止できると考えているようです。

カーツワイル氏によれば、二〇二〇年にはナノテクノロジーが黄金期を迎え、人間はひ弱な「バージョン1・0」の肉体から、ナノボットで強化された「バージョン2・0」に取り替えられるだろうと予測しています。そこまで生きれば、永遠に生きる方法が手に入るはずなので、氏は今、大量のサプリメントを食べてがんばっているのです。

ナノボットにはまだまだ驚くべき点があります。脳の毛細血管の中で神経細胞と対話して、その知能を拡張するというのです。非生物的知能といわれるものですが、二〇二〇年代には非生物的知能が生物的知能に追いつき、それから十年以内に非生物的知能が脳を支配すると、カーツワイル氏は予測しています。まさに夢のような話。このネタはぜひS・スピルバーグ監督に教えたいものです。

以上はインターネットや新聞からの情報です。ほんとうはカーツワイル氏の著書を読むとか、直接インタビューをするとかしないといけないでしょう。でも、そこまでちょっと手がまわりません。多くの天才や先駆者が、蒙昧《もうまい》の徒から嘲笑《ちょうしょう》を受けたのと同じように、カーツワイル氏も進みすぎているのかもしれません。もしかしたら、ほんとうに「不老不死」を実現するかもしれない。それがよいかどうかは、また別問題ですが。

「アンチエイジング」という市場

永遠の命を保証してくれなくても、アンチエイジングは多くの人々にとって魅力ある発想のようです。その市場は、今や全米で二百億ドル（約二兆三千万円）を超えるといわれています。

日本でもその傾向は同じです。東京、大阪、京都などでは、「アンチエイジング」の名を冠したクリニック、カフェ、エステサロンなどが開業し、インターネットでは、「アンチエイジングレシピ」「アンチエイジンググッズ」「アンチエイジング体操」などの情報が飛び交っています。

あるアンチエイジングクリニックのホームページには、こうありました。

「いつまでも続く美と健康を手に入れませんか」

痛烈に欲望を刺激するコピーです。

外見上のアンチエイジングも盛んです。皺取り、脂肪吸引、顔のたるみ矯正、シミや老人斑の除去など、見た目の若返りを実現するものです。内面の若返りを目指す業界からは、「張りぼてのアンチエイジング」などと揶揄されていますが、効果がわかりやすいのが取り得です。

一方、内面の若返り、すなわち血管や骨、免疫機能などの老化を防ぐアンチエイジングは、アプローチは本質的ですが、効果が見えにくいのが欠点でしょう。治療を受けた人の印象は、ほとんどが「効いた気がする」にとどまっているようです。そこが企業のつけ目ともいえるのですが。

アンチエイジングの市場には、さまざまな分野があります。中でも突出しているのがサプリメントです。先ごろ日本食品機能研究会は、サプリメント業界の市場規模は二〇一〇年には三兆二千億円に達するだろうという予測を発表しました。

サプリメントは、アンチエイジングだけでなく、ダイエットやがんの治療などに幅広く用いられます。しかし、どれくらい有効なのでしょうか。私も患者や家族からサプリメントについてよく訊ねられます。そんなとき、私は一概には否定せず、「効く場合もあるし、効かない場合もあります」と答えます。無責任なようですが、それが事実でしょう。「どれくらいの確率で効くのか」と聞かれたときには、「ほとんど効かんと思うよ」と答えます。

一般論になってしまいますが、もしほんとうに効果があるなら、製薬会社が放っておくはずがありません。厚労省だって、治験を経て医薬品の審査にかけるでしょう。そうすれば保険適応になり、会社も売りやすく、消費者も買いやすくなるのですから。

たとえば、膝や肘の関節痛に用いられるグルコサミンというサプリメントについて考えてみましょう。グルコサミンは糖蛋白の一種で、軟骨の主成分です。関節の痛みは軟骨がすり減って起こることが多いので、これを補充すればいいという理屈です。しかし、口から入ったサプリメントが、そんなに都合よく関節に集まってくれるでしょうか。口から食べれば胃腸で吸収され、血液中に入ります。そこから血流に乗って全身を駆けめぐる。それがうまい具合に関節にとどまって、かつ軟骨を復活させてくれるなんて、ちょっと話がうますぎるのでは？　だから、いつまでたっても痛みはおさまらないのです。

膝の関節痛に対するグルコサミンの効果については、アメリカのユタ大学医学部で研究が行われ、「効果なし」の結果が出ています（"New England Journal of Medicine" 2006年2月23日号）。同じく関節痛に効くとされるコンドロイチンというサプリメントも、無効だと判定されています（ただし重症例には多少の効果あり）。

それでもサプリメントの効果を絶賛する情報は世にあふれています。テレビの健康情報番組でも盛んに紹介されますが、番組作りのためには、針小棒大に称賛せざるを得ないのが現実でしょう。しかし、視聴者の健康不安につけこんで、偏った情報を流すマスコミには腹が立ちます。聞き慣れない物質名で視聴者の気を惹き、専門家の解説で煙に巻く、そんな番組にムカムカしているのは私だけではないでしょう。

と言いながら、我が家にもサプリメントはあります。大豆レシチンとかマルチビタミンなどの徳用瓶が置いてあります。あんなものは効かないと私がいくら口を酸っぱくしても、妻がせっせと買ってくるからです。

底なし沼の「抗加齢ドック」

「抗加齢ドック」も、アンチエイジングの流れの中で急成長してきたものです。

通常の人間ドックは病気の発見を目的にしていますが、抗加齢ドックは、病気になる前の老化のサインを発見するのが目的です。老化が進んでいるところがあれば、それを調整し、できるだけ若い肉体を維持するのです。

と、口で言うのは簡単ですが、実践はそうたやすくはありません。人間の身体は自然に老化しますから、それをくい止めるのは、砂の堤防で川をせき止めるようなものです。調べれば調べるほど、あちこち心配になってきて、そのストレスで気の休まることがないでしょう。

抗加齢ドックで調べるのは、たとえば次のようなものです。

・脈波伝播速度《みゃくはでんぱん》＝動脈硬化の程度をチェックします。
・アディポネクチン＝血液の老化度を調べます。
・NK（ナチュラルキラー）細胞＝免疫機能のバランスを見ます。
・骨密度＝骨粗鬆症の有無を調べます。
・尿中8-OHdG＝活性酸素に打ち勝つ抗酸化力を調べます。

ここにも耳慣れない用語がいっぱい出てきます。長生きを望む人々には、なんとなく御《ご》利益《りやく》があるように感じられるのでしょう。でも、実際はどれほど老化の程度を正確に判定しているのでしょうか。

たとえば尿中8-OHdGという物質は、核酸のひとつであるデオキシグアノシンが酸化されてできますが、これは老化によるDNA損傷によっても増えますが、運動によっても増えます。またDNA修復が亢進しているときは、見かけ上少なくなります。つまり、この値が高くても、一概に老化が進んでいるとはいえませんし、逆に低いからといって老化が進んでいないともいえないわけです。

老化の本質は、まだまだ明らかになっていません。企業は研究途上の段階で、ビジネスにしてしまうので、怪しげなものも立派な装いで登場します。それを許してしまうのは、人々の熱烈な「抗加齢願望」であることはいうまでもありません。

抗加齢ドックの発想は、いわば病気の芽を摘むことです。通常の検査ではやらないことまで調べて、究極の早期発見をするのです。とてもいいアイデアのように思えますが、そうではありません。病気の芽というのは、たいていは放っておいても病気に至らないか、自然に消えてしまうからです。血管年齢が多少進んでいても、免疫のバランスがずれていても、天寿をまっとうする人はいくらでもいます。

しかし、抗加齢ドックで異常が見つかれば、やはり放っておくことはできません。医師も「これくらいなら大丈夫です」と、なかなか言ってくれない。現代は医師が患者に「大丈夫」と、とても言いにくい時代になっています。そう言って病気になったら、「あのとき先生は大丈夫と言ったのに」と訴えられる心配があるからです。

さらに、医療は治療してナンボの世界です。検査だけで終わるより、治療へコマを進めるほうが、医療機関としては収益が上がる。「念のために」などという便利な言葉も多用されます。

これらの理由で、いったんドックを受けた人は、半自動的に治療のベルトコンベアにのせられるか、最低でも定期検診予約組に入れられるわけです。足を踏み入れたが最後、抜け出すのは容易ではありません。

欲望肯定主義の陥穽《かんせい》

いつまでも若くありたい、元気でいたいというのは、万人の望みでしょう。かつて人生五十年といわれた時代には、その思いはいっそう切実だったはずです。しかし、そうはいかないから、人間はいろいろな知恵を生み出してきたのではないでしょうか。

その知恵は大きく分けて二つの方向に分かれます。

ひとつは、医学などの科学技術を利用して欲望の実現を目指す方向。いわば欲望肯定主義です。もうひとつは、思慮を深めて欲望をコントロールする方向。欲望抑制主義とでもいいましょうか。

アンチエイジングは前者の代表でしょう。欲望に対して偏見のないアメリカでは、アンチエイジングは当然のこととされているようです。全米抗加齢医学会の会長・ロナルド・

クラッツ博士は、「アンチエイジングの否定は、文明の産物である空調や冷蔵庫を使うなというのと同じ」と胸を張っています。

欲望は決して悪いものではありません。それがなければ経済も発展しないし、老人の生活も改善に向かわないでしょう。ただ、無制限に欲望を肯定してしまうと、思わぬ落とし穴が待っています。

たとえば、元気で長生きなのに、不平不満の多い老人はけっこういます。アンチエイジングが成功しても、それだけでは幸せになれないということです。

また、自分だけがアンチエイジングをするならいいのですが、世の中の大半の人が長寿になれば、今の高齢社会の難問題がますます増大するのは明らかでしょう。

アンチエイジングに胡散臭い抗加齢ビジネスが紛れ込むのも、長寿欲に目のくらんだ人が多いからです。怪しげな抗加齢アドバイスなどを聞かなくても、ふつうに考えれば健康的な生活がどんなものかわかるはずです。バランスの取れた食生活、十分な休養と睡眠、清浄な空気、適度な運動と気分転換などです。しかし、これもなかなか口で言うほど楽ではありません。

なぜでしょう。いろいろ事情はあるでしょうが、その根底には欲望の優先があるからではないでしょうか。いい生活がしたい、出世したい、ワンランク上の幸福を手に入れたい。そんな欲望を求めていると、なかなか健康的な生活は送れません。

だけど、やっぱりいい生活もしたいし、健康も欲しい。作家の村上龍氏も言っていますが、何かを選ぶということは、それ以外のものをあきらめるということです。欲望を優先するなら、健康は犠牲にする。健康を優先するなら、欲望は抑える。それが無理のないやり方ですが、無理をしてでも両方を得たいという人が多すぎる。

かつて日本では、欲望はどちらかというと蔑《ないがし》ろにされ、日陰者扱いでした。最近の日本では、アメリカの影響もあって、欲望が堂々と優遇されています。「二兎を追う者」になっています。そこで抗加齢ビジネスが成立し、かなりいい加減な情報や商品が売れたりします。高額な料金を支払い、あとで気休めとわかってほぞをかむのは自由ですが、あまり勧められることではありません。

抗加齢ビジネスは、夢を売る商売だという考えもあるでしょう。しかし、現実的なアンチエイジングなど文字通り夢物語です。良心的な専門家は、もう少し「アンチ・アンチエイジング」の声をあげるべきではないでしょうか。

第三章 長寿の危険に備えていますか

簡単に死ねない時代

むかしから長生きがそれほどよいものでないことは、若い世代にあまり伝えられてきませんでした。これから人生を楽しもうとしている若者に、長生きはよくないなどと言ってもいやがられるだけだから、老人が口を閉ざしてきたのでしょう。あるいは若者が聞く耳を持たなかったのか。

実際、長生きをした老人の中には、それを後悔したり不愉快に思ったりした人が少なからずいたはずです。でもむかしは適当に死んでいたから、それほど悔いも大きくならずにすんだ。

しかし今はちがいます。どんなにつらい長生きでも、延々と生きなければなりません。あるいは死が迫ってきても、なかなかすんなりと彼岸へ渡れません。医学が進歩したからです。

先日、友人の父上が亡くなりました。敗血症《はいけつ》から多臓器不全になり、集中治療室で一カ月半、濃厚治療を受けた末の死でした。人工呼吸、気管切開、導尿カテーテルの留置、高カロリー輸液、抗生物質の多剤投与、凍結血漿《けつしょう》、強心剤、ステロイドなどの点滴、最後は人工透析まで行われ、今どきめずらしい全身チューブだらけの死だったそうです。

危篤の報せを受け、友人は大阪から何度も入院先の静岡の病院に駆けつけました。そのたびに濃厚治療で持ち直し、中途半端なまま帰宅。何度目かの危篤を脱出したあと、彼はしみじみと言いました。

「今は簡単に死ねない時代やなぁ」

どうせだめならもっと楽に、という思いもあったのでしょう。しかし、万が一にも助かる見込みがあるなら、ベストを尽くすべきだと主張する人は多いはずです。その一方で、臨床の現場で多くの死に接している医師たちは、往々にして自分のやっていることが無意味であったり、有害であると感じているものです。

長寿の危険は高まっている

私が在宅で診ていた峰代さん（八十八歳）は、脳梗塞で寝たきりでした。意識ははっきりしていて、診察のたびに両手を合わせてていねいに挨拶してくれます。

「いつもお世話になっております。先生、遠いところを、よう来てくれはりましたなぁ」

峰代さんは耳が遠いので、自分も叫ぶように話すのです。

診療をはじめて半年後、峰代さんはふたたび脳梗塞の発作を起こして入院しました。高齢だし二度目の発作なので、もう回復はむずかしいだろうと思っていたら、二カ月後に退院してきました。しかし、意識はなく、口から食事ができないので、「胃ろう」をつけられていました。

胃ろうとは、腹部に穴を開け、シリコン製のチューブを胃に挿入して栄養剤を入れるものです。先端にバルーンがついていて、抜けないようになっています。最近はボタン式といって、腹部の接続部に点滴のようなラインをつなぐタイプが主流です。

峰代さんの介護は、同居していた長女がしていました。体重が三十キロしかない峰代さんは、皮膚が薄くて、すぐに褥瘡《じょくそう》ができてしまいます。それを防ぐために二時間ごとに体位変換をしなければならない。娘さんは近所に住む次女と交代で、夜中も母親の身体の向きを変え続けました。それでも仙骨《せんこつ》部や大腿骨のつけ根が赤くただれ、一部は皮膚が黒く壊死していました。手足の関節も曲がったまま固まり、髪の毛も抜け落ち、目はきつく閉じ、ずいぶん顔つきが変わってしまいました。そんな状態が八カ月ほど続き、結局、峰代さんは意識が戻らないまま息を引き取りました。

かけがえのない母親ですから、必死で看病するのは当然でしょう。しかし、私は診察に通いながら、痛ましい気持でいっぱいでした。胃ろうなどつけなかったら、もっと早く楽に逝けたのに……。でも、もちろんそんなことは口には出せません。

むかしはものが食べられなくなれば、自然に静かに死んでいました。今は鼻からチューブを入れたり、胃ろうを作ったりしてさまざまな栄養剤を与えます。消化吸収ができなくなれば、点滴や高カロリー輸液で補います。

食事だけではありません。呼吸も、循環も、排泄も、あらゆる生理機能が人工的に補助されるようになって、人間はなかなか自然に死ねないようになってしまいました。長生きへの欲望を無批判に肯定したため、命を延ばす手だてだけが飛躍的に増えてしまったのです。命はただ延ばせばいいというものではありません。どんなふうに延ばすかが問題なのに、医学はその視点をあまり重視してこなかった。

老人の生活環境は、近年ますます改善され、安全で快適なものになっています。寝たきりになったりすれば、理想的な安静療養になります。だからなかなかお迎えが来ないことになる。

今や早死にの危険は減ったけれど、長生きの危険が高まっているといえます。いったん胃ろうや人工呼吸器をつけると、簡単にははずせません。はずすと死に直結するので、だれも手を下せないのです。

こんなにまでして生きたくない、そう思っても、手遅れというわけです。

虐待の危険

長生きすると、具体的にどういう危険があるのでしょうか。

身体の衰えや病気については先に述べました。ここでは元気に長生きしている人の危険について考えてみます。

まず問題になるのが老人虐待です。虐待には、暴力を振るったり、ベッドに縛りつけたりする「身体的虐待」から、言葉で傷つけたり、無視したりする「心理的虐待」、年金を取り上げたり、不動産を勝手に処分する「経済的虐待」、食事を与えなかったり、おむつを替えない「放任による虐待」など、さまざまな形態があります。

虐待の背景は、介護ストレス、人間関係の不和が主ですが、ただ何となくというのもあります。

だれが見ても明らかな虐待なら、役所に通報することもできますが、困るのは、虐待とまではいえない「プチ虐待」です。

たとえば私が在宅で診ている初男さん（八十歳）は、いつもお金のことで悩んでいます。近所に住む息子が、初男さんの貯金をあてにしているからです。

「保険が満期になって、四百万円返ってきたんや。それを息子に知られて、すっと二百万持っていかれた。今度はその残りの二百万を貸してくれと言うてきとる。葬式代くらいは残しておきたいんやが」

そう言いながら、「必ず返すから」と泣きつかれると断れない。断るとあとが怖いという思いもあります。これなどは経済的虐待ぎりぎりです。

独り暮らしのチヅ子さん（八十六歳）は、娘が部屋を片づけに来るのを恐れています。この前も埃だらけの釣り道具が見つかり、「どうしてこんなもの置いてるの」と捨てられてしまいました。それはおじいちゃんが大事にしていたものですが、言い出せない。部屋には使えないミシンやステレオ、壊れた肘掛け、破れた絨毯、古雑誌のバックナンバーなど、雑多なものがいっぱいで、足の踏み場もありません。どれもチヅ子さんには大切なものばかりだけれど、整理好きの娘にはわかってもらえない。「捨てないで」と言うと怒られる。これも思い出の品を捨てるという意味で、未必の心理的虐待といえるでしょう。

政児さん（八十二歳）は、息子から車の運転はするなとキーを取り上げられ、しょげていました。自分はまだまだ大丈夫なのに、心配性の息子が信用してくれないのです。いつでも送るからと息子は言ってくれるそうですが、頼むのが気づまりです。自由を奪われた気分で、やはり心理的虐待を受けているのも同然の心境です。

ほかにも、帰り道がわからなくなるから散歩に行くなと言われている人、他人が家の中に入るのほどいやなことはないのに、強制的にヘルパーを呼ばれる人、体重が増えたら困ると食事を制限されている人など、プチ虐待を受けている老人は大勢います。

これらは子の世代からすると、悪気はなかったり、よかれと思ってのことがほとんどです。だからよけいに始末に悪い。虐待している意識がないのですから。

「プチ」ではない本格的な虐待の調査でも、加害者の約半数は虐待を自覚していないといわれています。自覚がなければ、反省も改善も望めない。被害者はじっと耐える以外にありません。

年齢が上がればそれだけ虐待を受ける比率が増えることも、長生きの危険といえるでしょう。

孤独と憤懣の危険

そんな虐待をする家族なら、いないほうがましなのでしょうか。

いくら生活が自立していても、孤独は危険です。もし、夜中に心臓の発作が起きたらどうしよう。転倒して骨を折ったら、あるいは強盗が入ってきたら、はたまた火事になったら逃げられるのか。地震や台風で家が倒れたら救出してもらえるだろうか。そう考えると、やはり孤独は危険といわざるを得ません。

孤独が好きという人は、たいてい人づき合いが苦手なのを、そう言い換えているだけです。だから他人とはつき合いたくないけれど、気心の知れた人にはそばにいてほしい。よくあるのが、奥さんがいないと何もできない年老いた夫です。こういう人には、長生きがたいへん危険です。奥さんが先に死んだら、孤独と不自由が同時に襲ってくるからです。

話を聞いてくれる人がいない、自分をわかってくれる人がいないというのは、寂しいものです。そういう孤独な老人を癒すために、デイサービスや地域ボランティアの集まりなど、老人が集《つど》える場所が増えています。それらはたしかに必要だし、有効に機能もしているでしょう。けれど、そういうところで孤独を癒せる人は、もともとある程度は社交的だったのです。

夫婦だけの世界に閉じこもっている人、仕事上のつき合いだけの人、気心の知れた友だちとしか話す機会のない人などは、なかなかこういう場に適応できない。初対面の人ばかりだし、生活背景もちがうし、個性の強い人や認知症の人もいる。それまでまともな社会人だった人ほど、気を遣い、遠慮して、疲れます。自由に振る舞えと言われても急には無理だし、ついまわりの迷惑を考えてしまう。くつろぐどころではありません。結局ひとりのほうが気楽となって、せっかくの場も生かせないことになります。

プライドの高い人も困ります。デイサービスなどでよく見かけるのが、自分はまだまだ大丈夫と信じている人。認知症の人が横に座ると、「ボケがうつる」と席替えを要求したり、プログラムでクイズをやると、「レベルが低すぎる」と怒ったりします。そうやって短気になっているのが老いの証拠なのですが、それを指摘するともっと怒る。ほんとうのことを言われると、腹が立つのでしょう。

デイサービスでする作業療法は、塗り絵やカレンダー作りなど、一見幼稚園ですることのようです。これも上達を念頭に置いて取り組めば効果的な老化予防になるのですが、プライドの高い人は得てしてそれが受け入れられない。こんな下らないことと、自ら気持を閉ざしてしまう。

「ワシほどの者が、なんでこんなことをせないかんのか」と激怒した元自治会長さんもいました。まじめで優秀だった人ほど、老いの憤懣に苛まれるようです。

自殺の危険

元気で長生きして、優しい家族に囲まれていても、危険がないわけではありません。そんな人にかぎって自殺の危険があるといえば、驚かれるでしょうか。老人の自殺は独居や夫婦二人だけの世帯より、二世代、三世代同居の世帯に多いのです。

そういう世帯では、家の中は当然、子の世代が中心です。収入も彼らが得てくる。老人は身体の衰えで仕事らしい仕事ができません。自分は家族の中で役に立たない存在という、自責の念が募るのです。かつて年寄りに向けた「ごくつぶし」という言葉が自分に跳ね返ってくる人もいるでしょう。

家庭の団らんもありますが、老人にわかる話は多くありません。昼間は子の世代は仕事、孫は学校へ行き、老人は家に取り残されます。それが独居の老人以上に疎外感や孤独を味わわせるようです。

特に若いころから夫や子どもの世話が生活の中心だった女性は、老いるとつらい思いをします。半ば生き甲斐でもあった家族の世話が、身体の衰えとともにできなくなるからです。そういう女性は、どんなにたいへんでも、自分が世話になるより世話をするほうがましだと感じています。

息子が引きこもりなどの場合、高齢の母親が異様に元気なことがありますが、それはずっと息子の世話をしているからです。語弊のある言い方かもしれませんが、問題のある子が結果的に母親の元気の源になっているのです。

いやなことばかり書きましたが、自殺まで至らなくとも、このように思い詰めてつらい日々を送っている老人は、実際、少なくありません。なぜそんなふうになるのか。それは心の準備がないからでしょう。若い世代から見れば、そんなふうに考える必要はないと思えますが、それは客観的に見ているからです。心の準備がないところに、思いもかけない状況が我が身に降りかかれば、どうしても考えが狭くなってしまう。だから、私は最悪のことを想定して、心の準備をすることを勧めているのです。

マスコミに踊らされる危険

ところが世間では、〝最悪のことを想定する〟などという考えは、あまり歓迎されません。どうしても〝最良のこと〟に目が向いてしまう。それを無責任に煽るのがマスコミです。

もちろんマスコミも老人虐待は伝えますし、少子高齢社会の危機には切迫した警鐘を鳴らしています。しかし私から見れば、これから老いる世代を甘やかし、危険にさらす報道が多すぎます。

たとえば、ある新聞にこんな記事が出ていました。老いの不自由さを「これも定め」と思い、ヘルパーに卑屈な思いを抱いている老人に対しての記事です。

「(これも定めなどと)無理矢理自分をねじ伏せてはいけません。次のように考えてもいいんじゃない? 『毎日ヘルパーさんのお世話になっています』と言うと、上下関係のニュアンスができるため『来ています』で十分。それでも『土日を除いて』とはひどい話。土日だって生きてるんだと行政に主張して当然だもの。(略)行政の苦情相談もどんどん利用する。ダメモトでダメ出しを」

「これも定め」という考えは、後ろ向きのように見えますが、ある意味で現実の受容でもあります。がんの末期医療でもそうですが、つらい現実の受容があってはじめて、前向きな一歩が踏み出せるのです。せっかく老いの現実を受け入れつつある老人に、「自分をねじ伏せてはいけない」と言うのは、受容の妨げ以外の何ものでもありません。

「ヘルパーにお世話になっています」というのも、単純な感謝の気持でしょう。それを「上下関係のニュアンス」と捉えるのは、明らかに行きすぎです。土日を除いてが「ひどい話」というけれど、土日までヘルパーを確保する人員と経費について、どれだけの試算がなされているのでしょう。それを飛ばしてどんどん要求しなさいと言うのでは、単に老人に我がままになれと言っているのと同じではないでしょうか。

別の記事には、夜中にトラブルを起こす認知症の老人の例を出して、「ヘルパーの派遣は日中だけでなく、夜中にもすべき。そうでないと肝心のときに役に立たない」という主張もありました。

こういう老人に優しい記事を読むたび、私は憂うつになります。これでは老人から満足する気持を奪うばかりではないか。もちろん、不当な我慢をすることはありません。しかし、我慢しなくていいと言うのは、厚かましくなれと言うのと紙一重です。厚かましい人は要求をたくさん通すようで、結局は満足から遠いところにいます。土日もサービスがほしいと不満を訴える人と、平日だけでもサービスを受けられてありがたいと思う人の、どちらが心安らかでしょう。我慢強い人は、それだけ満足に近いのです。

当事者が声をあげないといつまでたっても状況が改善されないというのもわかります。しかし、我慢や感謝の気持を最低限に抑えようとするマスコミの論調には、疑問を感じます。真に受けていると、いつまでたっても満足は得られません。

オムツはずしの危険

マスコミ情報で特に危険だと思うのは、いわゆる「オムツはずし」の論調です。

「高齢者の排泄　オムツに頼らないで」

「そのオムツ本当に必要？」

「排泄をタブーにせず」などなど。

要するに老人のオムツをできるだけ減らそうという運動です。オムツの生産量はこの十年間で約五倍となり、施設によっては交換の手間をはぶくために、オムツを六枚重ねで使用するところもあるといいます。オムツをやめてトイレに連れていくようにすると、老人は表情が明るくなり、言葉も増えて、元気になると書いてあります。そういう変化を見ることが介護の醍醐味《だいごみ》だとも。

ちょっと待ってください。ここにはオムツはずし＝善、オムツ＝介護の手抜きみたいな決めつけがないでしょうか。

介護現場を知る私としては、「手抜き」という言葉に複雑な思いを抱かざるを得ません。仮に手抜きがあったとしても、なぜそうするのかを考えてみてください。老人を軽んじ、手間をいとい、自分がなまけるために手抜きをしているのなら、それは言語道断です。しかし、一晩に二十数回トイレに行かせてほしいとブザーを鳴らす人や、徘徊の激しい人、いつ転倒するかわからない人たちがいる施設で、なおかつ介護職員が少数の場合、オムツ＝手抜きといえるでしょうか。

オムツで省いた手間を、食事介助や転倒予防、徘徊の付き添い、褥瘡の処置などにまわしている施設も実際にあります。

私が勤務するクリニックには、かつて「オムツはずし運動」をしている施設で働いていた看護師がいました。彼女は現場のようすをこう語っていました。

「施設長の信念で、無理にやってるような感じでした。オムツのほうが失敗しなくて安心という人にも、オムツはさせませんでしたし、トイレのたびに職員を呼ぶのは気兼ねという人もトイレに行かせてました。衰弱して死にかけてる人までトイレに座らせて、たいへんでしたよ」

もちろんその施設長も善意でやっていたのでしょうが、この話を聞くかぎりでは行きすぎです。オムツはずしを美化しすぎたことの弊害でしょう。

オムツはずし運動を称賛するマスコミは、結局、そういう美談的な情報がウケるから報じるのではないでしょうか。これから老いる世代は、それによって漠然と、老いてもオムツをしなくてもいいと思ってしまう。老いへの心の備えが、またひとつ薄れてしまうわけです。

不要なオムツは人間の尊厳を損ねるという意見に、私は疑問です。そこにはオムツに対する蔑視、偏見がありませんか。オムツ=赤ん坊と同じ、自分で排泄もきちんとできないというような負のイメージ。

オムツはずし運動でトイレに行けるようになっても、生きているかぎりいずれまたオムツが必要なときが来ます。それなら、偏狭な尊厳に執着するより、オムツを便利なものとして受け入れてはどうでしょう。最近のオムツは清潔だし、かさばらないし、使い勝手もいい。マスコミもそういうオムツの進化・改良を喧伝して、オムツに対する嫌悪感を薄める情報を広めたほうが有益です。

断っておきますが、私は身内にオムツ製造会社の者がいるわけではありません。長生きすればいやでもオムツになるのだから、受け入れの心理的ハードルを下げておいたほうがいいと思うだけです。便利なオムツ、快適なオムツを、あらかじめさがすくらいでちょうどいい。備えあれば憂いなしです。

第四章 老後に安住の地はあるのか

グループホーム殺害事件

グループホームとは、数人から十数人の認知症の老人を、共同生活の形で介護する介護保険サービスの施設です。

二〇〇五年二月、石川県かほく市のグループホームで、二十八歳の介護職員が八十四歳の認知症の女性を死亡させるという事件が起きました。死亡の原因は、石油ファンヒーターの熱風を至近距離から長時間当てたことによる熱傷性ショックでした。老人を介護すべき職員が、なぜこのような酷い行為に走ったのでしょうか。

逮捕された職員は、このとき一人で当直勤務をしていました。被害者の女性が何度もヒーターを蹴り、そのたびに自動消火されるので腹を立て、ヒーターを被害者の身体に押しつけたのです。彼は事態の発覚直前、「死んでおわびしたい」という内容の遺書を残し、施設内の風呂場で自殺を図りましたが、未遂に終わりました。

認知症の相手に本気で立腹し、虐待するなどもってのほかと思う人も多いでしょう。しかし、現場サイドでは、その職員に対する同情の声が少なからずありました。グループホームの勤務は過酷で、似たような衝動に駆られた経験を持つ介護職員が多かったのでしょう。

夜中に五分おきにコールボタンを押す人、財布を盗まれたと騒ぐ人、便器で顔を洗い、冷蔵庫に汚れたオムツを入れ、ところかまわず小便をまき散らす人。そんな老人の世話に追われながら、「泥棒、人殺し」と罵られ、触ってもいないのに「叩いた、痛い痛い」と叫ばれ、「何すんの」と突かれ、つねられ、引っ掻かれる。同じことを何十回となく聞かれ、唾や吐瀉物を浴びせられ、それでも笑顔で我慢しなければならない。相手が認知症だとわかっていても、精神的、肉体的に忍耐の限界にまで追い詰められる。それがグループホームの介護です。

女性を殺害した職員も週に三回の当直をこなし、午後八時から午前六時までたった一人で十二人の認知症老人の世話をしていたそうです。あまりに過重なストレスが募り、激昂《げっこう》しやすい状況にあったのは致し方ないことでしょう。

事件当夜、ある職員は帰り際に、彼が重症の老人にスプーンで一口ずつ食事を与えているのを見ています。彼は自分の祖母の介護に役立てばという気持からグループホームに勤めだしたといいますから、もともとは優しい性格なのでしょう。だから同情する意見も多かったのです。

ところがその一方で、その職員への同情に疑問を呈する報道もありました。事件が起こったホームは、同じ認知症でも軽症の人が多く、オムツ交換が必要な人もおらず、夜間の当直も一人でこなせる範囲だったというのです。職員が激昂するきっかけとなった被害者のヒーターを蹴るという行為も、ほかの職員が知るかぎりではなかったそうです。

であれば、彼を激昂させた理由は何なのか。彼は私生活で女性との交際に悩みを抱えており、家族関係にも不満があったようです。つまり、怒りが爆発したのは介護のストレスのせいだけではないというのです。だから事件のあと、全国痴呆性高齢者グループホーム協会は、「グループホームの制度的、構造的欠陥によって発生したものとは考えにくく、一介護職員の起こした例外的事件」という公式見解を出しました。でも、ほんとうにそうでしょうか。

その職員の悩みは決して特殊なものではありませんし、グループホームの職員が私生活で何らかの悩みを抱えているのは、ごく当たり前のことと考えられます。問題はそこに加えられるグループホームでの過重な介護ストレスです。だからこそ、この事件のとき、多くの現場から、「あってはならないことだが、彼の気持はわかる」とか「いつ爆発が起こるか、ひとごとではない」などの声があがったのです。

私も訪問診療でグループホームに行っていますから、現場の雰囲気はわかります。職員はみんながんばっているけれど、認知症の介護は強烈に神経をすり減らします。いつ、だれが怒りを爆発させてもおかしくない状況にあるといっても過言ではありません。

だからもし、私が将来グループホームに入るようなことになったら、夜はそうとう怖い思いをするでしょう。どの職員が我慢の限界に来ているかわからないのですから。

「認知症介護の切り札」というウソ

グループホームは、一九八〇年代にスウェーデンではじまったグルーピングケアが起源といわれています。日本では一九九七年、厚生省（当時）により「痴呆対応型老人共同生活援助事業」として法制化されました。その数は、厚労省の思惑もあって急速に増え、現在、全国で八千カ所以上のグループホームが開設されています。

グループホームは「認知症介護の切り札」として、新聞などでも好意的に紹介されています。まるで、認知症になっても大丈夫ですよといわんばかりに。

たとえば、あるグループホームを紹介した記事には、調理を分担し、できあがった料理をいっしょに食べ、あいた時間はゲームや趣味を楽しむ老人の姿が描かれていました。認知症の症状も笑いを呼ぶユーモアのように書かれ、職員も入居者同士も互いにいたわり合っているように報じられます。

インタビューを受けた施設長も、胸を張って答えていました。

「入居者の持っている能力を生かし、できるだけ自立して生活できるようにすることが目標です」

目標はそうかもしれませんが、実際はどうでしょう。そんなに甘いものではないのでは?

たとえば徘徊にしても、この施設長は、「本人なりの理由がある。問題行動どころか、生きる力として大事にすべきです」と前向きに捉えていますが、かなり無理があるように思えます。私自身、かつて勤務した老人デイケアのクリニックで、徘徊の老人に付き添って何時間も施設内外を歩きづめの職員を思い出すと、とてもそんなふうには思えません。

実際の介護は過酷なものです。徘徊の激しい認知症のおばあさんが、脳梗塞で寝たきりになったとき、世話をしていたお嫁さんはやつれた顔で言いました。

「これでやっと楽になります……」

病気が重くなったのに、医師として不謹慎かもしれませんが、私は心から、「よかったね」と思いました。それまでの苦労を知っているからです。

ところで、マスコミもグループホームを手放しでほめているわけではありません。問題点を指摘する記事もあります。グループホームは施設基準が緩いので、施設によるばらつきが大きい。介護に縁のない住宅・不動産業界からの参入も多く、専門性に疑問も生じています。職員は介護経験があることが原則ですが、無資格でも働けます。石川県で事件を起こした職員も、ヘルパー二級の通信教育は受けていましたが、無資格でした。

グループホーム職員の待遇は、ほかの職業に比べて決してよくはなく、所定賃金月額は平均十六万四千九百円、パートは時給平均七百九十六円です（「介護事業所における労働の現状」二〇〇四年版）。専門性のない者が、低い賃金で過酷な介護を担わされたら、やめるか、手を抜くか、暴発するか。いずれにせよ、かなり危険といわざるを得ません。

私が毎週診察に行っているグループホームでは、ワンフロアに九人の老人がいますが、老人同士がいがみ合ったり、被害妄想の強い人や、便失禁のまま歩きまわる人、すぐに大声で怒鳴る人などがいてたいへんです。職員の手が足りないので、おとなしい人はほとんどほったらかしになり、いつ行ってもリビングでぼーっとしています。これで手のかかる人と同じ経費というのは納得できない気がします。

パーキンソン病でほぼ寝たきりの人など、ただ死ぬのを待っているだけの状態です。職員が悪いわけではありません。職員は徘徊の老人に付き添い、こぼれた便を拭き、怒鳴りちらす人をなだめ、ティッシュを食べようとする人を止め、「満州へ帰る」と言い張る人を説得するのに必死なのですから。

そんな実状を知らずに、「親が認知症になったらグループホームへ」などと思っていたら、たいへんな親不孝になります。

親を施設へ入れるのも、致し方ない場合もあるでしょう。しかし、それは決して「安心」でも「快適」でもありません。親に多大な苦しみを押しつける行為だということを、肝に銘じるべきです。

もちろん、自分が施設に行くときも同じです。

触れ込みはパラダイス

認知症にならなければ、もちろんグループホームに入る必要はありません。では、ふつうに老いて、徐々に介護が必要になったらどうなるのでしょうか。

二〇〇〇年の介護保険施行以後、状況はずいぶん改善されました。それまでなら不自由な生活を余儀なくされていた独居老人の家にも、若いヘルパーがやってきて、何くれとなく世話をしてくれます。

介護保険は受益者負担が一割ですから、生活保護など一部の人を除いて、自己負担金が発生します。有料だけれど自由に選べるサービス、それが介護保険の特徴です。無料だけれどお仕着せだった福祉とのちがいです。

介護保険以降、介護が有料であるという認識が広まったのはよかったと思います。そのほうが厳しい状況認識ですから。介護には公共サービスのほか、多くの介護ビジネスがさまざまなサービスを提供してくれます。生活の介護だけでなく、医療から老人向けのサークル、レジャーまで、豊富なオプションが取りそろえられています。当然、すべて有料です。

介護が有料であるという認識は、その一方でお金さえあればよい介護が得られるという錯覚を生み出しました。十分な蓄えさえあれば、介護が必要になっても大丈夫という、根拠のない安心感を抱いている人は多いのではないでしょうか。

そういう錯覚を助長しているのが、有料老人ホームの宣伝です。

ときどき新聞の全面広告に、パラダイスのような施設の案内が出ます。

「ウェル・エイジング・コミュニティ、××の園は五ツ星の老人ホームを目指します」

「充実の居室、多彩な設備、サポート体制、すべてはいきいき安心して暮らせるために」

広告では、入居者の八十五歳の女性がインタビューに答えていたりします。

「(今は亡き)夫は趣味の世界に没頭。碁、ピンポン、麻雀などのサークルがあり、それはもう楽しい毎日を過ごしていました」

夫婦で入って、夫に先立たれても大丈夫というアピールです。

ご本人は「コーラスサークルと聖書集会の世話人をしているので、毎日けっこう忙しい。あとはのんびりとひとりで気ままな生活を楽しんでいます。といっても、食堂やラウンジでだれかと会話を楽しんでいることも多いのですが」

忙しいのかひまなのか、どっちやねんと突っ込みを入れたくなるような記事ですが、どちらを好む人にも気に入ってもらえるよう配慮してあるのでしょう。

有料老人ホームの誇大広告はかねてより問題になっており、二〇〇四年には公正取引委員会が、景品表示法に触れるケースについて告示を出しました。

たとえば、終身介護と書きながら、身体の状況によっては最後まで面倒を見ないとか、介護度が上がれば一般居室から介護居室（病院の個室のように狭くて殺風景）に移す可能性があるのに、そのことを書かないとか、介護者の総員数だけ書いて、夜間の最少介護者数を明示しないとかです。

二〇〇五年には、医師がいないのに、「二十四時間、医師が常駐している」と宣伝した高齢者マンションの販売会社が、詐欺容疑で告訴されています。

宣伝や広告はどんなに善良なものでも、その施設のよい面しか書いていないと考えるべきです。もちろん、それは有料老人ホームにかぎったことではなく、広告とはもともとそういうものですが。

あまりに高額な有料老人ホーム

有料老人ホームが高額なことは、今さら述べるまでもないでしょう。しかし、入居一時金が六千二百五十万円、月々の支払いが二十五万円などと聞くと、いったいだれが入るのかと首を傾《かし》げてしまいます。それくらいのお金があれば、家をすべてバリアフリーにして、二十四時間のヘルパーを二人雇ったとしても、お釣りがくるでしょう。それならホームに入らなくてもいい。

それでも高額なホームが売れるということは、介護に対する需要と不安が高いのでしょう。果たして有料老人ホームは、その額に見合った満足を提供してくれるのでしょうか。

私が訪問診療をしていた有料老人ホームを、例にとって見てみましょう。

この施設はLという介護関連の企業が経営するもので、入居一時金は三千二百万円から四千四百五十万円。加えて月々の支払いは、食費と管理費で月約十六万円。そのほかに水道・光熱費、医療費、オムツ代、通院や個人的な外出の付き添い費などは別料金になっています。

建物は三階建てで、部屋の間取りは2DKまたは2LDK。広さは四十〜五十四平方メートル。共用部分として、南欧風のリゾートホテルのようなエントランスホール、大食堂、大浴場、デッキテラス、ウォーキングコース（一周約百メートル）と池と小川を備えた中庭などがあります。

スタッフはみんな親切で、非常勤ながら看護師も二名おり、ヘルパーが夜中の見まわりもしてくれます。食事はレストランのシェフが作ってくれ、決まった時間に食堂で食べることもできるし、居室で食べることもできます。定期的に買い物バスが出て、近くのショッピングセンターへ連れて行ってくれますし、音楽会やビデオ鑑賞会、カラオケ大会などの催しもあります。ロビーには談話用のソファセットが置かれ、セルフサービスですが無料でコーヒーも飲めます。

これだけ見るとなかなか快適なようですが、入居者はさまざまな不満を訴えていました。

たとえば、夕食の時間が五時からで、早過ぎるという不満。もっと遅い時間に食べたいと言うと、冷えた料理が居室に運ばれてくる。

「レストランがあるというから、好きなときに好きなものを注文できると思うでしょ。高いお金を払ってるんだから、それくらいしてほしいわ」

四千万円も払えば、そんな気にもなるのでしょう。

大浴場に文句を言う人もいました。男女別に分かれているため、女風呂が常に満員なのです。広告には「大浴場」とありますが、ヘルパーも介助に入るので一度に入浴できるのはたったの三人。入居者は女性が圧倒的に多いので、男湯はがらがらなのに、女湯は一時間以上待たされることがしばしばなのです。

認知症がはじまっている人も入居しており、廊下で大声を出したり放尿したりして、問題になったこともあります。エレベーターが一基しかないので、待ち時間が長いと不平を言う人もいましたし、階段のペンキが安物でシンナー臭いと言う人、中庭の小川がうるさい、廊下が吹きさらしで寒い、出入口の暗号キーがわかりにくい、デッキテラスに行きにくいなどと言う人もいました。

ホームの都合で医師を替えることも

私はこの施設で約三十人の老人を定期診療していました。曜日ごとに十人ほどを午前と午後に分け、二週間に一回の診察をするのです。

しかし現在はもう行っていません。一年ほど前に、施設を運営するL社から、突然、診察はもういらないと言われたからです。理由はL社が新しい医療法人と提携したからということでした。

もともとこの施設の診察は、L社からの依頼ではじまったものです。L社は関西を中心に、十カ所以上の有料老人ホームやグループホームを経営する介護企業で、ヘルパー養成などの専門学校も持っています。

L社が医療サービスを充実させるために医療法人と提携するのは自由ですが、すでに診察している主治医を一方的に交替させるのはどうでしょうか。

私は医療とは、患者と医師の直接の信頼関係であると思っています。患者から「もう、来なくていい」と言われれば、もちろん素直に引き下がります。しかし、患者が不満を訴えているわけでもないのに、大家であるL社の都合で来なくていいと言われても、私には納得できませんでした。

幸い、現場の施設長は理解のある人で、会社の方針はそうだけれど、基本的には医師を選ぶのは入居者の自由ですと言ってくれました。

そのように入居者に説明すると、ありがたいことにほとんどの人が私の診察を希望してくれました。私の診察が特別にいいというわけではありません。せっかく慣れた医師がいるのに、どんな医師が来るかわからないクリニックに替わりたいと思う人が少なかっただけでしょう。

しかし、L社は黙っていませんでした。施設長に圧力をかけ、入居者に新しいクリニックの訪問診療を受けるよう説得させたのです。頑固な入居者には家族を通して説得させました。最後まで私の診察を希望した老人は、認知症が進んでいると判断され、強制的に系列のグループホームへ移されました。あまりにひどい話ですが、施設長は「社長命令なので、どうすることもできないんです」と肩を落としていました。

そこまでされると、入居者にはもう選択の余地はありません。形の上ではすべての患者の希望で新しいクリニックに替わるということになりました。

最後の診察のとき、あるおばあさんは私に悔しそうに言いました。

「先生、すみません。ここにおるかぎり世話にならんといかんから、やっぱり施設には逆らえないんです」

L社がなぜ無理やり医師を替えたかというと、医療法人と介護企業が持ちつ持たれつの関係にあるからです。前者は医療サービスを、後者は患者を、互いに供給し合う関係になっているのです。L社はその医療法人と資本提携をしたので、傘下の施設を一斉にその医療法人の担当に替えたのです。

介護企業と組む医療法人の中には、介護が大きな収益につながると見ているところが少なくありません。老人を収益の対象と見ているので、会社や法人の都合で患者を右から左へ動かすことも平気なのです。

収益のためなら入院も拒否

ほかにももっとひどい施設があります。

私が二年前まで訪問診療をしていた軽費老人ホームAは、入院が必要な状況になっても、簡単に入居者を入院させませんでした。

軽費老人ホームとは、老人福祉施設のうち、低額で居室を提供するものをいいます。Aも入居一時金三十七万八千円、月々の支払いも十三万円台と格安でした。その分、居室は約十四平方メートルのワンルームで、共用部分もロビーくらいしかありません。ヘルパーの人数も少なく、L社の介護に比べるとかなり遜色がありました。

しかし、それだけで経費の安さを維持することはできません。Aの経営は、主に介護保険からの収益に頼っていたのです。

介護保険では、身体の状態によって要介護度を設定し、介護サービス費の支給限度額が決められています。たとえば要介護度4の人には、月額約三十万円が支給されます。Aに入所すると、施設内で介護サービスの全額をヘルパーなどに使い切り、この三十万円をA

が受け取るシステムになっているのです。これはもちろん合法で、多くの軽費老人ホームはこの方法を採用しています。

このシステムでは、入居者が施設内で介護サービスを受けることが原則となります。だから外部のヘルパーを使ったり、デイサービスに行くことはできません。もうひとつ問題になるのが、入院などで長期間施設を離れることです。入居者が施設にいなければ、当然、介護サービスはできないので、施設は保険金（介護費用）を請求することができません。だから、Aの施設長は入居者をできるだけ入院させないようにしていたのです。

私が入居者を診察して、脱水とか肺炎などで入院が必要と判断すると、施設長が出てきて待ったをかけます。「入院は今すぐでなければならないんですか」とか「もう少しここでようすを見るわけにはいきませんか」などと言って、入院を阻止しようとするのです。

これは明らかに越権行為だし、無責任なことです。医師が入院が必要だと言っているのに、それを施設の都合で妨害するのですから。ひどいときは家族に連絡して、「ご家族が入院を望んでないから」と言って入院を止めたこともありました。私が直接家族に電話すると、施設長は症状を軽く説明して、入院の必要性を低く言っていたのです。

そんなことがあって、私はこの施設では十分な責任を果たせないと判断し、訪問診療をお断りしました。

だから安住の地はない

そんな施設を見ていると、介護企業は老人を金儲けに利用しているとしか思えません。

しかし、現場で働いているヘルパーや看護師は親切で熱心な人が多いのです。入院に消極的なAの施設長でさえ、老人にはあれこれと細やかな気配りをしていました。いつも夜遅くまで残っていたし、真夜中に入居者の容態が悪くなったときも、必ず施設まで見にきていました。だから、彼女を一方的に責める気にはなれません。入院をさせるなというのは、会社の方針なのでしょう。主治医を強引に替えたL社でも、施設長はもともと「医師を選ぶのは入居者の自由です」と老人の側に立った判断をしてくれていました。それが会社の圧力で主治医交替の説得にまわらざるを得なかった。要するに、問題は経営母体である介護企業にあるのです。

日本では高齢社会が急速に進んだため、介護が大きな市場になるという見方が生まれました。多くの企業が介護ビジネスをはじめましたが、大半が福祉にも医療にも縁のない異業種からの参入です。

そういう介護企業は、常に老人の安心だの、快適さだのと美しい理念や目標を掲げています。しかしその根本にあるのは、厳然たる営利追求です。民間企業であれば当然のことです。

介護企業の中にも、美しい理念を実践しているところはもちろんあります。ほんとうによいサービスを提供すれば、それだけ評判もよくなるし、顧客も増えます。しかし、理念を実践できるのも、経営が順調なあいだだけです。経営が不振になれば、理念など簡単に捨てられてしまう。経営に有利となれば一方的に医師も替えるし、不利となれば入院も阻止する。それが企業のやり方です。

公的な福祉は営利が目的ではありませんから、ある程度は信用できます。しかし、人手が足りなかったり、順番待ちが長かったりして、効率や工夫の点で企業に劣っています。手続きも煩雑で、制度の壁も厚く、融通もききません。お上に頼っていても、満足はなかなか得られないでしょう。

やはり企業のサービスのほうが快適なことが多いのですが、そこには何か釈然としないものがつきまといます。介護企業はいくらきれいごとを言っても、最終的には老人の気持より企業の都合を優先させるからです。そういう発想は、医療者にとっては大いに違和感があります。この違和感は、私だけでなく、施設に出入りする訪問看護師や薬剤師たちにも共通していました。

医療者は常に患者を優先し、自分の都合で患者を切り捨てるようなことはしない……、と思いながら、我が身を振り返ると、必ずしもそうではありませんでした。かつて病院をやめるとき、私は患者を後任の医師に引き継ぎましたし、出張や休暇で診察を休んだこともあります。軽費老人ホームAでも、入居者から診察継続の要望はあったのに、私が責任を持てないという理由で断りました。すべて自分の都合です。

さらに医療界全体を眺めると、常に患者を優先しているなどとはとてもいえないことばかりです。平均在院日数がかぎられている急性期病院では、患者を追い出すように退院させるし、紹介状を持たない患者からは余分な料金を徴収します。開業医はどんなに誠意のある診療をしていても、赤字だとつぶれるのは営利企業と同じです。国立の大学病院も独立行政法人化され、赤字経営が許されなくなって、半ば営利企業化せざるを得ないのが現状です。

もちろんこれは悪意によるものではなく、さまざまな事情と背景があってのことです。それを無視して批判しても意味はありません。

こうして見ると、医療界も行政も、底の底では自分の都合を優先しているようです。どこまでも老人の都合を優先してくれるところなどありません。だから、老後に安住の地はない。

私自身も、今からそれを肝に銘じて老いていこうと思っています。

第五章　敬老精神の復活は可能か

老人が快適に暮らすために必要なもの

前章で見たように、公の施設にも民間の施設にも、病院にも安住の地がないとすれば、老人はどこに行けばいいのでしょうか。

自宅にいるという選択もありますが、老人の独居や老夫婦のみの暮らしは、何かと不自由です。私が在宅医療で診ている中でいちばん快適そうに見えるのは、やはり家族と仲良く暮らしている人々でしょうか。子の世帯に孫たちといっしょに暮らしている老人。もちろん、家族と暮らしていても厄介者扱いされている老人は幸せではありません。家族から一定以上、敬愛されている必要があります。

マンション暮らしの昭夫さん（八十三歳）は、かなり重症のアルツハイマー病ですが、家族に大事にされています。介護のキーパーソンはお嫁さんで、自宅でパソコンの仕事をしながら、義父に実の親同様の心のこもった介護をしています。着替えはもちろん、食事の世話から、排尿、排便の介護、デイサービスの送り出し、入れ歯の手入れまでていねいにします。車椅子での散歩や入浴の介助などは、大学生の孫の担当です。診察のときにたまたま出会うと、孫は一メートル九十センチ近い長身を折り曲げて、「いつもお世話になっています」と照れくさそうに挨拶してくれます。息子さんも、休みの日には父親をよくドライブや食事に連れていくそうです。

理想的な介護状況ですが、これには理由があります。家族が親切ということもありますが、介護される昭夫さん自身がもともと立派な人だったのです。

介護の熱心さに私が感心したとき、お嫁さんがこう言いました。

「おじいちゃんはとってもいい人なんです。若いときから親切だったし、私たち夫婦にもよくしてくれました。だから、今はできるだけのことをしてあげようと思うんです」

昭夫さんは認知症のため、息子さんの名前もわからない状態です。それでも若いときの穏やかさは表情に出ています。いくら認知症になっても、いや、認知症になって取りつくろいがなくなればよけいに、その人のほんとうの姿が表れるものです。

施設の介護職員やヘルパーに聞いても、敬愛される老人とそうでない老人がいるようです。ヘルパーはプロですから、態度には表しませんが、やはり敬愛されている老人はよいサービスを受けているように思います。声かけや歩行介助ひとつにしても、温かみがこもりやすい。反対に嫌われている老人には、表面的なていねいさしか提供されません。

だから若者に好かれるとか、敬われるということは、老人が快適に暮らすための重要な要素なのです。押しつけられた尊敬ではなく、自然に湧き出る敬老の心。それがあれば、介護者の負担もずいぶん軽くなるのです。介護者が楽になれば、サービスの質も向上する。老人も介護者もハッピーになるよい循環です。逆の場合は悪循環になる。いやいやする介護ほどストレスの多いものはないのですから。

しかし、今や「敬老」という言葉は、年に一度、九月の第三月曜前後に語られる以外は、ほとんど死語に近いのではないでしょうか。これから老いていく私としては、実に嘆かわしいことであります。

敬老精神が衰退した理由

敬老精神が衰退した理由の第一は、教育でしょう。むかしは「長幼の序」などという言葉があり、年長者を敬えという教育がありました。私が子どものときも、具体的な言葉で教えられたわけではありませんが、とにかく年上の者には敬意を払うのが当然という空気があった。いわゆる儒教精神のなごりです。

儒教精神といえば、戦前までの封建的社会の支えとなったもので、戦後の日本ではからきし人気がなくなりました。教育の場でもほとんど顧みられなくなり、「子曰ク」なんて、漢文の授業でわずかに習うくらいです。儒教精神を基礎とした封建制度は、たしかに今は受け入れられません。兄弟の中で長男が絶対的な権利を持つとか、女性は嫁いだら婚家の人間になって舅姑に尽くすとかです。でもそれといっしょに、父母を敬う心とか、義を尊ぶ心まで失ってはいけないでしょう。

教育の場で教えられなくなっても、高度成長期あたりまでは、儒教精神が生きていたように思います。まだ貧しい時代で、みんなで力を合わせてがんばっていかなければならなかったからです。それが一九七〇年代以降、一億総中流などといわれ、日本が豊かになってからその精神が薄れてしまった。年功序列が批判され、終身雇用制度が崩れて、年長者が敬われなくなった。

それに拍車をかけたのが、IT機器の登場だと思います。八〇年代後半から普及したワープロ、九〇年代のケータイとパソコン。これらは若者のほうが得意で、知識も技術も豊富にある。

これまでの敬老精神の根本には、年長者のほうが実際に優れているという前提がありました。仕事の場でも生活の場でも、年長者は若者が知らないことを知っている、若者が解けない問題を解決する。そういう年長者の知識と経験が、尊敬の裏打ちになっていました。ところが、ＩＴ機器に関しては、年長者が若者に知恵を請い、問題を解決してもらわなければなりません。これは圧倒的に不利な状況です。

つまり、教育の場で年長者を敬えと教えられていないところに、実力で若者に劣る場面が増えてきたので、敬老精神が急速に衰退していったというわけです。

老人の側にも原因が

しかし、年長者が若者に劣る場面は、これまでにもたくさんあったでしょう。たとえば、力仕事などは当然若者に劣るし、機敏さや持続力も若者にはかなわない。新しい機械でいえば、自動車や電卓などが使われだしたときも、若者のほうが上手に使いこなしたはずです。にもかかわらず、今よりも老人が尊敬されていたのはなぜか。

素朴な見方かもしれませんが、むかしは尊敬に値する老人が多かったのではないでしょうか。力仕事や新しい機械の扱いは負けるが、若者が自然と敬意を払うような立派な風格が、むかしの老人にはあったのでは？

それはたとえば、ものごとに動じない毅然とした態度や、潔さ、思慮深さや、欲望にとらわれない落ち着きなどでしょう。そんな立派な老人ばかりだったとも思えませんが、むかしの老人には、老人らしい威厳があったように思います。

今は、若さ、強さ、美しさなどが価値になっているので、老いればそれだけ価値を失います。だから、老人は若者の価値を追いかけようとする。アンチエイジングなどはその典型です。この状況では、構造的に若者が優位に立ってしまいます。若者が自然に手に入れているものを、年長者は必死に追い求めなければならないのですから。そういう老人に、威厳などあろうはずがありません。若者に敬えと言っても無理です。

若者からすれば、老人が老いを拒絶する行動は、すべて愚かしく見えます。老害と陰口を叩かれながら地位にしがみつく老人、美容整形をしたり、若返り健康法に必死になる老人、長生きを願ってサプリメントや発がん物質の情報に右往左往する老人、身体が弱っているのに無理をして、さらに状況を悪くする老人等々。

しかし、年をとっても元気でいたいとか、美しくありたい、仕事や趣味を続けたいというのは、人間として自然な欲求です。私だってそうありたい。だけれど、それを求めすぎると、どうしても無理が生じる。その無理を通すことが、若者たちの目に愚かしいとか、みっともないとか映るのでしょう。

別に若者に軽蔑されてもかまわない、自分は好きなことをやるという老人も多いかもしれません。しかし、今の老人はちょっと欲望肯定主義に偏りすぎではないでしょうか。少なくとも欲望に執着する姿は、あまり立派でも美しくもありません。

加えて、老人介護の問題があります。介護が過酷な負担であることを、若者は肌身で感じています。老人はやがて厄介な存在になる。自分たちの時間とお金を奪う存在になる。若者は潜在的にそんなふうに感じています。

愚かで美しくない上に、過重な負担になるのが老人。それを敬えと言ったって、とても無理な相談です。

それでも立派な老人はいる

しかし個別に見れば、まだまだ立派な老人はいます。

私が在宅で診ていた孝夫さん（七十七歳）も、そんな人でした。病気は胃がんで、診断がついたときには腹膜に転移しており、手術不能の状態でした。主治医からそのことを聞くと、孝夫さんは副作用のある抗がん剤を断り、できるだけ家で過ごしたいと退院してきました。

告知を受けた末期がん患者の診察は、いつも緊張します。自分の死を知っている人に向き合うのですから当然です。初診のとき、私が神妙な顔で部屋に入っていくと、孝夫さんはにこやかに迎えてくれました。痩せてはいますが、背筋はぴんと伸び、矍鑠《かくしゃく》としていました。不安や恐れもあるはずなのに、とても礼儀正しいのです。

孝夫さんがどんな仕事をしていたのかはわかりませんが、かなり知的な人であることはまちがいありませんでした。病気の質問も、かなり論理的なことを聞いてきます。

「胃の出口にステントを通したはずなのに、嘔吐するのはなぜでしょう」

ステントというのは金属のパイプで、がんが塞ぎかけていた胃の出口に通して、それ以上狭くならないようにしていたのです。

「おそらく、胃の動きが弱くなって、送り出す力が十分でないからでしょう。それで食道のほうに逆流するのです。胃を休めるために、しばらく絶食してみませんか」

私がそう説明をすると、孝夫さんは納得して、苦しい絶食もすんなり受け入れてくれました。

十日ほど絶食して、そろそろ落ち着いたので、まずは重湯《おもゆ》から食べてもらいました。その三日後に診察に行くと、重湯の翌日に、なんとカップヌードルを食べたというではありませんか。

「あれが好きでねぇ。どうしても食べたかったんや。汁は飲まんよ。麺を二口ほどね」

茶目っ気たっぷりに言うと、孝夫さんは満面の笑みを浮かべました。食べて満足するのも自分、吐いて苦しむのも自分と、はっきり割り切っているようでした。こういう主体性のある患者は、実は医師にはとても楽な相手です。治癒がむずかしい老人医療や末期医療では、患者本人に治療方針を選んでもらわなければならないことが多いからです。

孝夫さんは死の不安や恐怖はいっさい口にせず、いつも身のまわりに喜びを見出していました。田んぼを渡る風が窓から吹き込むと、「さわやかですな」と目を細め、風鈴の音に耳を澄ます。吐き気の合間に食べるものも、にゅうめん、カステラ、メロンの汁などと工夫し、入れ歯を新調したあとは「これでせんべいが食べられる」と満面の笑みを浮かべる。娘さんに風呂に入れてもらったあとは、「さっぱりしました」と上気した顔を撫でながら、糊の利いた浴衣に着替えていました。

「まあ、あんまり高望みしても仕方がないからね。こうして家で毎日過ごさせてもらえることに感謝しています」

孝夫さんは在宅医療の達人のような人で、常に安定した精神状態で療養を続けました。その効果があったのか、鳩尾《みぞおち》から下へ指三本並べたくらいに腫れていたがんが、指二本くらいに小さくなってきました。体重も五キロほど増え、看病している奥さんも涙を流して喜びました。

私も、もしかしたらこのまま快方に向かうのではないかと、期待しはじめました。孝夫さん自身は、治りたいとか長生きしたいとか、そういうことを一切口にしません。欲を出すと心が乱れ、療養によい影響はないので、私も敢えて黙っていました。

ところが、がんはやはり手強く、発熱をきっかけにふたたび増大しはじめました。ふつうなら、慌ててがんを小さくする方法を必死にさがすはずです。強い抗がん剤を使って逆に命を縮めたり、絶望してうつ状態に陥ったりするのはこういうときです。しかし、孝夫さんは若干緊張した表情を見せただけで、特別な治療を求めませんでした。私も副作用のある治療や、気休めの投薬はしないほうがいいと思っていました。

やがて嘔吐の回数も増え、一晩中眠れない日も出てきました。それでも、孝夫さんは診察のときには笑みを絶やしません。私への気遣いもあるのでしょうが、身体が弱っていくのに、どうしてあんなに屈託のない笑顔が浮かべられるのか、私には不思議でなりませんでした。

孝夫さんはその高い知性で、欲望や煩悩や恐怖をコントロールしていたのでしょう。あるいは宗教でもあったのか。しかし、彼の口から宗教に関する話は、一度も出たことがありませんでした。

ある日、診察の途中で奥さんが台所へ行くと、孝夫さんが呟くように言いました。

「わしはもう年に不足はないから、満足してるんです。ただ、家内がね、あれをひとり残していくと思うと不憫で……」

たしかに奥さんはこれまで夫に頼りっぱなしで来た人のようでした。それにしても、死にゆく自分のことより、奥さんのことを気遣うというのは、なんという優しさでしょう。

やがて胃液が逆流するようになり、私は孝夫さんの鼻から胃チューブを入れました。苦しいはずなのに、孝夫さんは私に笑顔を向けてくれます。私は孝夫さんの苦しみを和らげることができず、申し訳ない気持でいっぱいでした。それでも孝夫さんは笑って、「ありがたいと思ってます」と言ってくれるのです。

しかし、診察をはじめて七カ月目、ついに孝夫さんの我慢が限界に来ました。吐き気と鈍痛で横になることができず、一晩座ったまま過ごしたあとでした。

「腹の中でがんが悪さをしとるのや。ほんまにつらい。地獄の苦しみや。このなんとも言えんしんどさから、ちょっとでも解放してほしい」

孝夫さんが嗚咽を上げて訴えました。私は無言で唇を嚙みしめるばかりです。

「この病気を取り出してもらえるんやったら、死んでもええ。けど、今まで世話してくれた家族や、先生のことを思うとそんな無茶もできん。けど、ほんまにたまらん」

あれほど気丈で冷静だった孝夫さんが、涙を流すのですから、よほどつらかったのでしょう。私は自分が泣いてはいけないと、気持を堪《こら》えるのに必死でした。

そのうち、孝夫さんは気を取り直し、また私に笑顔を見せてくれました。自分の中になんとか耐えるとっかかりを見つけ、無理やり笑っているようでした。横で泣いている奥さんと、私に向けての心遣いであるのは明らかです。

私は孝夫さんの涙を見てはじめて、それまでの笑顔が、ひとえに孝夫さんの精神力によるものだと気づきました。何の秘訣もカラクリもありません。ただ、単純にじっとつらさに耐えていたのです。まったく頭の下がる立派さでした。

その二週間後、孝夫さんは痛みが強くなって入院しました。私も見舞いに行きましたが、孝夫さんの最期はモルヒネで痛みを抑えながら、家族に見守られた静かなものでした。

今でも私の中には、孝夫さんに対する尊敬の念が強く残っています。

どういう老人が尊敬されるか

孝夫さんほど立派な老人は、ごくまれなケースでしょう。私自身、あんな立派な老人にはとてもなれません。

しかし、自分が老いたらある程度は、まわりの若者（家族や介護者）に敬愛されたほうが快適に暮らせるのも事実です。嫌われたり、煙たがられていては、楽しいはずがありません。

では、どんな老人になればいいのか。

それを考えるのに、私は自分ならどういう老人を尊敬するかをイメージしてみました。

まず、若者に尊敬されたいという下心のある老人は、尊敬できないでしょう。そういう老人は、わざとらしく老人の知恵を吹聴したり、欲望がありながら悟ったふりをするからです。実際、尊敬されようなどと思わない老人が、かえって敬意を集めるというのはよくあることでしょう。尊敬されたいと思うなら、まず、尊敬されたいと思ってはいけない。なかなかむずかしいですが、こういう逆説は世の中にままあることです（モテようと思うとモテないとか、金を儲けようとすると儲からないとか）。

自然な敬意を呼び起こすのは、やはりそれに値する態度でしょう。思慮深さや自己抑制、謙遜や達観など。

これもなかなかむずかしいことかもしれません。しかし、考えてみて下さい。簡単にできないことだから、敬意を呼び起こすのではないでしょうか。今の世の中、「裏ワザ」とか「ラクラク」「おまかせ」など、安易な方法に偏りすぎていると私は思います。厳しさを受け入れる覚悟なしに、尊敬など得られるはずがありません。

ただ、これから老いていく身に、スポ根みたいな厳しさだけ求められてもつらい。自分の問題としてそう思います。なんとか方法はないものでしょうか。

老いていく楽しみを発見！

私は診療している老人と親しくなると、ときどきダイレクトな質問をさせてもらいます。人生の先輩として、老いの真っただ中にいる彼らから、その実感を教わりたいからです。

最近よく聞くのは、「年をとって、何かいいことがありますか」です。

たいていの老人は「何もない」と答えます。

「身体は弱るし、あちこち痛いし、いいことなんかちっともない」

だれに聞いても同じ答えばかりなので、私も年をとるのは悪いことばかりなのかと、半ばあきらめかけていました。ところが、思わぬ希望がごく身近にありました。

私事で誠に恐縮ですが、ヒントは私の両親です。父は現在八十歳、母は七十七歳で、幸い自立した生活をしてくれています。つい先日、私は、父がかつてこんなことを言っていたのを思い出しました。

「時間というものは、有効に使おうと思えば思うほど、足りなくなる」

まだ若かった私が、あくせく働いたり遊んだりしているのを見て、言った言葉でした。それを聞いて、私ははっとしました。私は時間を無駄にするのが嫌いだったので、いつも時間を有効に使おうと考えていました。なのに時間はいくらあっても足りない。有効に使えば余るはずだろうに、おかしいじゃないか。

父はさらに、こうも言いました。

「時間は、無駄にしてもいいと思った瞬間、ゆったりと流れ出す」

それもまた事実でした。無駄にしてもいいと思えば、一日でも一時間でも、一分でさえ、ゆったりと流れます。同じ時間なのに、どうしてこうも気持の豊かさがちがうのか。

父は仏教や道教に詳しく、私があれこれ悩んでいると、

「莫妄想《まくもうそう》」（妄想するなかれ。ものごとをよくしようとか、うまくしようとか考えるのは雑念＝妄想だから、そういうことは考えないほうがいい）

「大国を治むるは、小鮮を烹《に》るがごとくす」（小魚を煮るときは、手を加えすぎると身がくずれるのと同じく、ものごとはあまり触らないほうがいい）

などと教えてくれました。

母はそんな格言めいたことは言いませんが、年をとるに従い、自分の生活規模を縮小し、無理のない範囲で静かな日常を送っています。庭いじりが趣味ですが、植える草花を減らしたり、手入れできなくなった木を思い切って伐採したりします。家事も「あれもこれもできなくなったわ」と苦笑しながら、上手に手をかけないようになりました。老いに抵抗するのではなく、素直に受け入れている感じです。

私は前に両親にも、年をとっていいことはあるかと聞いていました。答えはやはり否定的でした。けれど、彼らは比較的うまく老いているようです。

「年をとってもいいことはないと言ってたけど、いろいろな知恵を身につけられるのは、いいことじゃないの」

私が聞くと、二人は今さら気づいたように笑いました。

「そういえば、そうやな」

それ以来、私は老人の知恵を身につけることを楽しみに老いていこうと思っています。

老人は弱るからこそ知恵をつける

むかしは「長老」という言葉があり、老人は若者にない知恵を持っているというのが相場でした。いわゆる見識が高いということでしょう。何もインテリでなくても、まっとうな経験を積んだ人は賢かった。無用のことで騒がず、心を乱すこともない。無理はせず、憂いても仕方のないことには平然としていた。それが老人の知恵というものではなかったでしょうか。

そういう老人になら、若者だって自然に尊敬の念を抱くでしょう。身体能力は劣っていても、精神面ではるかに優れているのですから。

むかしもそうでしょうが、今の若者は基本的にバカです。見識もないし、経験もない。

そのくせ欲望と執着は強い。得をすることばかり考え、少しでも人生を楽しみたいと望み、がむしゃらに努力してみたり、逆に引きこもって無関心になったりする。現実の厳しさをわきまえずに、甘い考えで都合のいいことばかり主張する。

そういう若者に対して、老人は圧倒的に有利な立場にいます。

たとえば、のどから手が出るほど欲しいものでも、手に入るとそれほどうれしくないとか、どんなに急いでも長い人生から見れば大した差はないとか、財産が殖えれば煩いも同様に増えるとか、強い人、偉い人が必ずしも立派とはかぎらず、汚れたもの、みすぼらしいものにも見るべき点はある、などということを経験を通じて知っているからです。

若者の中にも、そういう知恵を口にする者はいるでしょう。しかし、彼らの達観は頭でこしらえたもので、中身がありません。老人の達観には人生の裏打ちがあります。その重さ、深さは若者の求めて手に入らないものでしょう。

少し話は飛びますが、アメリカ先住民には今でも立派な老人が多いらしく、若者に向かってこんな対話をしています。

おまえはわたしに言う、

去年という年に住むご老人よ、
昔の歌を歌うご老人よ、
目を覚まして
現実の世界を見てごらんなさいと。
わたしはおまえに言う、
どこにも住んでいない若者よ、
雑音しか聞くことのない若者よ、
世界はわたしの内部で育ってきた
だからわたしは歳月とともに豊かなのだ。

（『今日は死ぬのにもってこいの日』ナンシー・ウッド著　金関寿夫訳　一九九五年）

今の日本の老人は、なまじ元気で気が若いので、いつまでも若者と同じ欲望に振りまわされている人が多いのではないでしょうか。気が若いというのは、決して誉め言葉ではありません。身体能力は若者に劣っているのに、精神面だけが若者に近いということです。それでは若者を嗤うことはできません。

老人は弱るからこそ、深い知恵をつけられる。失敗し、挫折し、何度もあきらめを経験するからこそ、新しい地平が見えるのでしょう。

若さや元気ばかりにすがりついていては、知恵や満足から遠ざかるばかりです。

〝老人力〟より〝満足力〟

だから老いて弱ることは、必ずしも悪いことではありません。ものの見方はコインの裏表。見方によっては百八十度転換することも可能です。

かつて一世を風靡した『老人力』（一九九八年）という本をご記憶でしょうか。前衛芸術家で作家の赤瀬川原平氏のエッセイですが、老化現象をマイナスではなくプラスに捉えた画期的なものでした。たとえば、物忘れがひどくなったのを、ものを忘れる能力＝〝忘却力〟がついたと見るのです。そう考えれば、弱った老人にも見るべき価値はいくらでもあります。

〝老人力〟というとき、私はいつもあるおばあさんを思い出します。私がデイケアのクリニックで診ていたヨシノさん（八十六歳）です。ヨシノさんは三年前に胃がんの診断を受けていましたが、高齢なので手術も抗がん剤治療もしないという方針になっていました。

私がはじめて診察したときも、症状らしいものは何もありませんでした。食欲も旺盛で、吐き気も痛みもまったくない。症状がないのだから、私も敢えて積極的な治療はせずにいました。

ヨシノさんはひょうひょうとした性格で、デイケアの人気でした。

「ヨシノさん、お元気ですね」

私が声をかけると、「わたしはのんき者やから、何も考えんのがええんでしょ」と笑っていました。

ヨシノさんはまぶたが垂れ下がっていて、まっすぐ前を見ることもできないくらいでした。年をとると重力の影響でまぶたが徐々に下がってくるのです。それを気にする人もいますが、ヨシノさんは頓着しません。いつも顎を上げ、遠くを見るようにして視野を確保していました。

診察のとき、過去の病気を聞くと、胆石と子宮筋腫で二回、手術を受けたといいます。

「二回もお腹を切るなんて、たいへんでしたね」

私が言うと、ヨシノさんはあっけらかんと応えました。

「先生に切れと言われたから、はあ、そうですかと切ったんです」

手術といえば、人生の一大事と受け止める人も多いでしょう。それをさらりと受け流すヨシノさんは、そうとうあっさりした性格のようです。私が感心すると、ヨシノさんは屈託なく言いました。

「わたしは細かいことがあんまり気にならん質《たち》なんです」

「それじゃ、ご主人ともあんまり夫婦喧嘩なんかはしませんでしたか」

「主人はよう気のつく人で、何やかやと怒ってましたが、わたしはいつも知らん顔で、ははは」

私は亡きご主人に若干の同情を覚えつつも、こう考えました。人間に記憶力や判断力があるのと同じように、〝無頓着力〟のようなものもあるんじゃないか。ヨシノさんはそれがとても強いのでしょう。

さらにヨシノさんは、いつもデイケアの昼食はぜんぶ食べますし、プログラムも何でも積極的に参加します。常に「おいしい」「楽しい」「ありがたい」の連続です。これはヨシノさんがそうとう強い〝満足力〟とか〝感謝力〟を持っている証拠ではないでしょうか。

ヨシノさんは息子さん一家と同居していますが、家のことを訊ねても不平ひとつ言いません。

「何不自由なく暮らさせてもろてます。嫁さんもええ人でなぁ」

息子さんの家は特別に裕福でもないし、診察に付き添ってきたお嫁さんも、特に姑思いというわけではなさそうでした。ごくふつうの家族です。だけれど、ヨシノさんはいつもニコニコしている。それは一重に〝満足力〟のおかげでしょう。

だから幸福な老後を目指すなら、自らの境遇をあれこれ言う前に、〝満足力〟をつけたほうが早道ではないでしょうか。老人の知恵として、欲望にはきりがないと悟り、〝無頓着力〟〝満足力〟〝感謝力〟などをつけたほうがいい。それができれば、浅はかな若者たちも自然な敬意を抱くようになるでしょう。

第六章 健康な老人にも必要な安楽死

立派な老人にも悩みが

私がデイケアで診ていたユキミさん（八十六歳）は、とても立派なおばあさんでした。顔はややネアンデルタール人っぽいですが、矍鑠として自制心も強い。送迎の順番もわがままは言わず、トイレ誘導などもさりげなくヘルパーの都合を見て頼みます。だから、デイケアの若い職員たちにとても人気がありました。

私もユキミさんが好きで、診察のときに時間があると、よくおしゃべりをしました。

ユキミさんには肺気腫があり、動くとすぐに息切れがしました。ほかにも膝が外側に曲がっていて、歩行がスムーズにできず、腰痛もありました。それでも〝満足力〟が強いユキミさんは、「この年でこの身体なら、ありがたいと思っています」と納得していました。〝感謝力〟ももちろん強く、同居の息子家族にいつも最大限の感謝を表明していました。

「わたしはいい家族に恵まれて、ほんとに、ありがたいと思ってます」

「ユキミさんの家は、お嫁さんも優しいようですね。みんなから大事にされて、これ以上望むことはありませんね」

私が言うと、ユキミさんはふっと目を逸らしてつぶやきました。

「ひとつだけ、あるんです」

「何ですか」

「苦しまんと、楽に死なせてほしいんです。このごろ、身体が弱ってくるのが、自分でもはっきりわかるし、いつ寝たきりになるかと、それが心配なんです。これまで、嫁さんに、よくしてもろうてるのに、この上寝たきりになって、もっと迷惑をかけるかと思うたら、つらいんです」

ユキミさんは肺気腫独特の、息切れ口調で言いました。さらに私にすがるように、

「もう、いつ死んでもいいんです。先生、だから、楽に死ねる薬、ありませんか」

私は困って、「そんな薬があったらいいね」とため息をつくしかありませんでした。

それからユキミさんと、ときどき〝死〟について語るようになりました。

「夜、寝るとき、このまま朝、死んでたらどれほど幸せかと思います」とユキミさん。

「それがいちばん楽ですよ」と私。「でも、これで死ぬんだと思うと、緊張して眠れないんじゃないですか」

私自身、このまま眠って、翌朝、死んでいるのなら少しも怖くないなと思ったことがあります。けれど、あまりリアルに想像しすぎて、そのときは目が冴えて眠れなくなってしまいました。

「ぽっくりと楽に死ねる薬があったら、のみますか」

「のむわぁ！」

ユキミさんが身を乗り出し、叫ぶように言ったのには驚きました。

「でも、怖くないですか」

「ぜんぜん。先生、そんな薬、ほんとうにないんですかぁ」

あるなどと言ったら、本気で求められそうで、ちょっと怖い思いをしました。

「あんたなんか死ねない」という意地悪

それくらい老人にとっては死ぬということが現実味のある問題となっています。うまく死ぬことへの憧れみたいなものがあるのです。

デイケアの現場では、こんな奇妙な光景も目にしました。

午後のプログラムで風船運びのゲームをしていたときです。二つのチームに分かれて、前で受け取った風船を背中にまわして次の人に渡すというゲームです。ひとりのおばあさんが風船を落としてしまい、そのチームが負けてしまいました。

「あんたが鈍くさいことするから、負けたやないの」

気のきついおばあさんがなじります。老人の世界も、子どもの世界同様、残酷です。風船を落としたおばあさんが取り乱し、

「わたしが悪い。わたしのせいで負けた。もう死んでしまう」と叫びました。

するとなじったおばあさんが、吐き捨てるように言ったのです。

「あんたなんか、そんな簡単に死ねんわ」

「死ね」と言うのではなく、「死ねない」と言うのが意地悪になっている。

風船を落としたおばあさんは、死んで楽になりたいと思い、なじったおばあさんは、そんなに簡単にいいことが起こるものかというつもりで言ったのです。どちらも、「死」がよいものというニュアンスになっている。老人の世界とは、なんと不思議なものだなと思いました。

ほかにも、今まで元気にデイケアに来ていた人が急に死んだという話が伝わると、羨望の声が聞かれます。

「ころっと逝ったんなら、言うことないな」

「上手に死にはったねぇ」

「あやかりたいわ」

老人は毎日、老いという解決不可能な厳しい現実に直面していますから、死を恐れる気持と同時に、死がすべてを解決してくれるという実感を抱いているようです。だから、死を必ずしも悪いとは思わない。それどころかうまく死んだ者には、先にゴールインした選手に対するようなうらやみを感じるのです。

自分のまわりの老人がどのように死ぬのか、それは老人たちにとっては大きな関心事です。寝込んだり、苦しんだり、病院でつらい検査や手術を受けたりという話が流れると、老人たちは顔をしかめます。眠るように死んだとかぽっくり死の話は、一座の憧れを集めます。どうすればそんなふうに死ねるのか、切実な思いが渦巻きます。

老人たちにとって、死は人生の最後に片づけなければならない大仕事なのです。

片手落ちのPPK（ピンピンコロリ）

これから老いていく人は、元気に生きることばかりを考えて、その先のことを意識していないのではないでしょうか。長生きしてからどう死ぬかを考えても、遅い気がします。だから、もし長生きを望むのなら、そのあとどう死ぬかまでしっかりイメージしておいたほうがいい。長生きすると、当然、身体は老いて弱りますから、死ぬ前にはある程度苦しい期間があります。思い通りに動けないとか、あちこち痛いとか……。そうなってから、こんなはずではと思わないためにです。

一九九〇年代後半から、「ＰＰＫ（ピンピンコロリ）」という言葉が広がったのをご存じでしょうか。ピンピンと元気に老いて、寝つかずにコロリと死ぬという、理想の老人ライフを目指す運動です。

この言葉は、健康長寿の県として知られる長野県で生まれました。長野の県民は平均寿命が長いわりに、老人の医療費が全国でいちばん低い。つまり、元気に長生きして、病院にかからずに死ぬ人が多いということです。

ＰＰＫという言葉は、長野県下伊那郡のある町が高齢者の健康づくりのキャッチフレーズとして使用したのがはじまりだといわれています。以後、ピンピンコロリというユーモラスな語感も伴って、またたく間に全国に広がりました。

この言葉を全国区にした本、『ＰＰＫのすすめ』（水野肇・青山英康編著　一九九八年）には、長野県でＰＰＫが実践されている理由として、次のようなことが書かれています。

・持ち家率や就業率が高く、年をとっても仕事や生き甲斐を持っている人が多い。
・保健衛生活動が活発で、保健婦（当時）の活動や食生活改善運動などが盛んである。
・複数世代同居の家が多く、離婚率は低く、自宅での死亡が多いなど、家庭機能が高い。
・かかりつけ医が地域に密着しており、早くから在宅医療が盛んだった。
・むかしからイナゴ、山羊乳、ザザムシなど、さまざまな蛋白源を摂る習慣があった。

この本以外にも、ＰＰＫの秘訣や実現の手引きを書いた本、雑誌、インターネット情報などはたくさんあります。

しかし、どれを見ても書かれているのは元気に老いる方法、すなわち「ＰＰ（ピンピン）」の部分についてばかりです。「Ｋ（コロリ）」について書いてあるものはありません。

ネット上でさがしていると、「コロリは縁起でもないので、キラリに言い換えています」

という記事があり、笑ってしまいました。「ピンピンキラリ」うーん、どこまで欲が深いんでしょう。

どうすればピンピン長生きできるかには、みんなものすごく熱心なのに、コロリと死ぬことには目を向けない。これはどう見ても片手落ちじゃないでしょうか。まるでピンピン生きさえすれば、あとは自然にコロリと死ねるとでもいうような甘い見通し。

ピンピン長生きするということは、健康に気をつけ、身体を大事にすることでしょう。そんな人は、身体が丈夫な分、最後はだらだらと死に向かいます。発作を起こしても死に損ねたり、身体は元気でも脳は完全な認知症ということになりかねません。ピンピンばかり目指す人は、長生きの恐ろしさへの想像力が足りないと思います。

「PPK」と言うならば、いつまでもピンピンではなく、適当にコロリといく方法も考えておかなければなりません。縁起でもないかもしれませんが、目を背けていてもいずれそのときはやってきます。

日本の安楽死土壌

人生に苦しみはつきものですが、それをがんばって乗り越えるのは、その先に新たな人生が拓《ひら》けると信じているからでしょう。

私はジョギングが趣味で、いつも八キロあまりのコースを走ります。途中で苦しくなって、走るのをやめたくなる。けれど家に帰ってシャワーを浴び、風呂につかるときの快感を思い描いてがんばります。これがもしただ苦しいだけで、あとの楽しみがないとすればとても耐えられないでしょう。死ぬ前の苦しみはそれと同じです。どんなに苦痛に耐えても、あとは死ぬだけ。しかもそれは耐えがたい痛みであったり、息苦しさであったり、身の置き場のないだるさであったりと、直接肉体を苛むものだけに恐ろしい苦痛といえます。無理をして耐えなければならない理由があるのでしょうか。

理由があるとすれば、死にゆく本人ではなく、遺される人の側でしょう。家族や友人が少しでも長く生きてほしいという思いから、死にゆく人を容易に苦痛から解放しないのです。

安楽死への反対意見は、基本的に命の尊重に発しています。しかし、命の尊重にも二種類あります。ひとつは自分の命の尊重、もうひとつは他人の命の尊重です。ふだんはこの二つに大差はありませんが、死が迫っているときには、百八十度逆を向きます。

死戦期の苦しみに襲われているとき、死にゆく人は自分の命の尊重どころではありません。早く楽にしてほしいの一心です。一方、家族や友人は消えかけている命を少しでも長らえさせたいと必死に願う。すなわち、前者は安楽死を求め、後者は否定することになるのです。

二〇〇六年三月、富山県射水《いみず》市の市民病院で、外科部長（五十歳）が終末期の患者七人を安楽死させていたことが発覚しました。方法はいずれも人工呼吸器をはずすというものでした。患者本人の意思表示や、家族の同意の有無が曖昧であったため、外科部長の独断ではなかったかと批判が噴出しました。本人や家族の同意なしに安楽死を行ったとしたら、許せないというわけです。そんな報道の中で、ある司法関係者のコメントが盲点をついていました。

「知っておいていただきたいのは、家族の同意があろうがなかろうが、安楽死はすべて違法だということです。また本人の同意があっても、刑法二〇二条の自殺関与罪、同意殺人罪が適応されます」（「週刊現代」四月十五日号）

つまり、日本の安楽死土壌は、本人の意思表示や家族の同意があれば罪にならないと錯覚されるところまで進んでいるということです。

日本の安楽死事件としては、一九九一年、東海大学医学部付属病院の医師が末期がん患者に塩化カリウムを注射して、はじめて殺人罪に問われました。翌年、懲役二年、執行猶予二年の有罪判決を出した横浜地裁は、次のような安楽死の要件を出しました。

1　患者が耐えがたい肉体的苦痛に苦しんでいる。
2　死が避けられず、死期が迫っている。
3　肉体的苦痛を除去・緩和する方法を尽くし、ほかに代替手段がない。
4　生命の短縮を承諾する患者の明示的意思表示がある。

この要件は、判決の中で積極的な安楽死を許容するためのものとされていましたが、先の司法関係者は、「(この要件は) 将来の参考にということであって、要件が満たされれば罪にならないという意味ではない」とコメントしています。それはそうでしょう。日本ではまだ「安楽死法案」は成立していないのですから。

その後も安楽死事件はたびたび報道され、さまざまな当座の議論を巻き起こしては忘れ去られていきました。

安楽死事件がなぜ毎回派手に報道されるのか。それは患者を救うべき医師が、その手で患者を死に至らせるというショッキングな行為だからでしょう。方法としては、人工呼吸器はずし、塩化カリウムの注射のほか、筋弛緩剤やインシュリンの致死量投与などがあります。いずれも患者には強い苦痛はありませんが、おどろおどろしい印象は拭えません。

「表の安楽死」「裏の安楽死」

このように必ず死に至らしめる方法を使う安楽死を、私は「表の安楽死」と呼びたいと思います。それに対して、「裏の安楽死」は、必ず死に直結するわけではないけれど、ほぼそれに近い行為を指します。「積極的」「消極的」という呼び方もありますが、「表」「裏」のほうが実態に近いと思います。

「裏」の安楽死は、当然のことながら「表」よりはるか以前から行われていました。方法は、大量の鎮静剤の投与や、強心剤の中止、透析や血漿交換や人工呼吸の見送り、栄養の漸減などです。

誤解のないように書き添えますが、もちろん必要もないのに大量の鎮静剤を投与するわけではありません。耐えがたい苦しみを見かねて投与するのです。苦痛が激しいと、通常量では眠らないので、必然的に大量に使わなければならない。そのとき、家族には副作用で死ぬかもしれないとは必ずしも説明しません。自分たちが安楽死を選択したという意識を、家族に与えないための配慮です。

「この薬を使えば、患者は死ぬ可能性が高いですが、かまわないですね」

身内の苦しみを目の当たりにしている家族に、そんなことを言うのはあまりに残酷なことです。でも、もちろん説明することもあります。残念なことですが、医療訴訟の危険を少しでも感じたときは、すべてを明かさざるを得ません。

強心剤を中止するのも、死ぬに死ねない患者の状況があまりに悲惨だからです。若いがんの患者など、心臓が強いばかりになかなか死ねない。黄疸《おうだん》が出て、腹水でお腹がぱんぱんに腫れ、手足はむくんで丸太のようになり、まぶたもゴルフボールくらいに腫れ、白目を剝いて、鼻、耳、口、乳首からまで血を流し、肛門からはコールタールのような血便があふれている。そんな患者に強心剤を使い続けると、文字通り患者は死ぬに死ねない。そんなとき、治療には熱心だけれど経験の浅い若い主治医に、先輩医師はそっとアドバイスします。「そろそろ、逝かせてやれよ」と。

私もそのような浅はかな主治医だったときがありました。命を延ばす手段があるのに、使わずにいることが医師として納得できない。私が透析や血漿交換などの大がかりな治療の許可を求めると、部長も副院長も敢えて止めはしませんでした。身をもって体験してみろということだったのでしょう。結果、私も医療が創り出す悲惨な臨終を、いやというほど味わいました。

幸い、最近では患者の側の意識が向上し、無駄な延命治療を求める人が減りました。医療の現実が、ある程度知られるようになったおかげです。

「裏の安楽死」が市民権を得るのも、そう遠いことではないでしょう。

オランダの安楽死事情

国として世界ではじめて安楽死を法制化したのは、オランダです。法の施行は二〇〇一年ですが、その二十年ほど前から、オランダでは安楽死が社会的に容認されていたといいます。実際、法施行の時点で、安楽死は全死亡者の二・五〜三パーセントを占めていました。

オランダの社会がなぜ安楽死を容認していたかは、諸説があるようです。個人の意思や自己責任を尊重する国民性のためとか、人間の安楽死の前に、ペットの安楽死が広く受け入れられていたとか。

ベルギーも二〇〇二年に安楽死を合法化し、オーストラリアの北部準州、アメリカのオレゴン州などでも、州議会で法案を可決しています。スイスでは、医師による末期患者の自殺幇助が法的に認められています。

一九九五年、アムステルダムの私設療養院《ナーシングホーム》で安楽死を手がけていた医師が、その体験を半ば小説の形で出版しました（日本語版は九八年出版）。タイトルは『死を求める人びと』、著者はベルト・カイゼル医師です。

この本には、安楽死に至るさまざまなケースが書かれ、患者、医師、家族、病院職員などの葛藤がリアルに描かれています。

家族に最後の別れをしたあと、息子に付き添われて安楽死を遂げた老人、手術のミスから半身不随になり、自ら安楽死を選ぶ喉頭がん患者、多発性硬化症という難病で全盲になりながら、主人公の手を握って安楽死する四十六歳の女性。あるいは、精神的に不安定なため、自殺未遂をしても安楽死は許可されないエイズの青年など。

がんになった療養院の簿記係は、見込みの少ない治療を続けながら、最後まで安楽死を決断できずに死にます。禁じられるとやりたくなり、許容されると後込《しりご》みするのが、安楽死なのかもしれません。

またこの本には、安楽死の決意が揺らぐことへの、主人公の苛立ちが何度も出てきます。たとえば、重症のパーキンソン病の患者が、兄からカトリック信者として自殺を戒める手紙をもらって動揺したとき、主人公はこう独白します。

「こんな不安定な死の願望にはつきあいきれない。わたしはイライラしてきた」

七十代のがん患者に安楽死の注射を持って行くとき、主人公はこう思います。

「もし彼が『今夜はやめておこう。もう一週間待ったほうがいいとは思わないか？』といったらどうしよう？（略）いまさらそんなことをいったら、カンカンになるぞ」

こういう主人公の態度に、私ははじめ強い違和感を覚えました。安楽死は、するのもやめるのも本人の自由意思に任せるべきではないのか。本人が延期、あるいは中止を求めたとき、なぜ医師が苛立つことがあるのか。本人が生きる気になったのは、喜ばしいことではないのか。

しかし本書を読み進むうちに、この発想が一方的なものであることに気づきました。安楽死は本人だけのものではなく、手を下す医師、見守る家族、世話をする看護師などとの共同作業なのです。

安楽死を実行する医師の気持を、著者は繰り返し書いています。

「安楽死を行う医師にとって、〈あの患者は本当は死にたくなかったんじゃないか？〉という疑念ほど、心をさいなむものはない」

「（安楽死の薬を）もってゆくほうは、果てしない魂の葛藤を経てその晩を迎えるのに」

「最後の瞬間になってから患者に『実は自分でもどうしたいのか、それがよく分からないんです』といわれることこそ、わたしの最大の心配事である」

医師が安楽死をさせるとき、それは本人のためであるとわかっていながらも、自分が人の命を終わらせるという複雑かつ重い心情は、どうすることもできません。安楽死を実行したあと、自分の心の置き所は、これでよかったのだという納得しかありません。

最悪の事態は、もしかしたらあの患者は十分納得していなかったのではないかと思うことです。直前に動揺されたりすると、これからもずっとその不安を引きずらなければならない。その疑念は、さらにこれまで実行した安楽死へも広がります。今までの人はほんとうに安楽死してよかったのか、と。

この不安、苛立ち、煩悶は、実際に安楽死を行った医師でなければわからないでしょう。安楽死を論じるとき、ほとんどの人が安楽死をする側の視点でしか考えていません。させる側の視点が抜けているのです。

私は場合によっては、医師として安楽死をさせる側にも立つ可能性があります。その立場で安楽死の法制化をどう考えるかと問われれば、もちろん賛成です。法制化は何も安楽死しろというわけではありません。選択肢として、したい人にできるようにするということです。現状では実質的に安楽死は禁じられています。「死ぬな」と言うことは、ときに「死ね」と言う以上に残酷であることを、私は何度も経験しています。

安楽死を容認したら、悪用される可能性もあるでしょう。遺産相続に絡む場合や、人間関係のもつれ、過重な介護負担から、悪意のある安楽死や安易な安楽死が行われないともかぎりません。そういう危険に対しては、安楽死の厳格な規制と、罰則の強化で対応すればいいと思います。悪用の可能性があるから認めないというのでは、いつまでたっても多くの人が苦しい死を免れません。

死んだほうがいいという状況

みなさんは、どんなに苦しくても、死んだほうがいいという状況などあり得ないとお考えでしょうか。

私は仕事がら、そんな状況をよく目にします。もちろん、人によって程度の差はあるし、同じ人でも、日によって状況が変わることもあります。さらには思いがけない展開や、戸惑い、畏《おそ》れ、意外な結末も……。

そのひとつの例をご紹介しましょう。

私が在宅で診ていた恵子さん（六十二歳）は、筋萎縮性側索硬化症《きんいしゅくせいそくさくこうかしょう》（ALS）という難病で、病院から紹介されたとき、すでに寝たきりの状態でした。

この病気は原因不明の神経筋障害で、全身の筋肉が徐々に萎縮し、最後は衰弱して死ぬ恐ろしいものです。治療法はなく、対症療法（熱が出たら解熱剤、痛みがあれば鎮痛剤など）しかできません。

恵子さんの家はマンションの八階で、南向きのリビングにベッドを置き、壁には恵子さんが元気だったころの写真がたくさん飾ってありました。日本庭園での和服姿、レストランでのひととき、満開の桜の下での微笑み等々。ご主人の趣味がカメラで、いずれも素人離れしたものです。

美人でふっくらした写真に比べ、目の前の恵子さんは、別人かと思うほど痩せこけていました。末期がんとはまたちがう、筋肉の萎縮による独特の痩せ方です。発病してすでに五年が過ぎており、食事は飲み込めないので、胃ろうから栄養剤を注入していました。手足も痩せ細り、筋力低下のためにまったく動かせません。呼吸筋も弱っていて、自分の呼吸だけでは足りないので、マスクによる補助呼吸器をつけていました。大きめのゴムマスクをヘッドバンドで顔に密着させ、センサーで本人が息を吸ったときに器械で空気を送り込むのです。

そんな状態ですから、病気としてすでに末期の段階でした。それでも恵子さんは前向きな気持を失わず、懸命に療養していました。私が病気の説明をして、「ちょっとむずかしい病気やからねぇ」と言ったときも、喘ぎながらきっぱりとこう言いました。
「それは、わかってるねん。けど、身体は、動かんでも、心は、自由、やから」

私が診察をはじめたころは、十分くらいマスクをはずしていることができました。そのあいだにいろいろ話をし、苦しくなるとまた十分くらいマスクをつける。そんな繰り返しでしたが、やがて顔の筋肉が萎縮して、マスクがうまくフィットしなくなってきました。器械が空気を送り込んでも、頰の隙間から洩れるのです。

この状況を改善するには、気管切開をするのがもっとも有効です。喉に穴を開け、カフ(小さな風船)付きのチューブを入れて接続するので、空気は洩れません。ただ問題は、しゃべれなくなるということです。気管切開の穴は声帯の下にしか開けられないので、空気が声帯を通らなくなるからです。

私はマスクの補助呼吸が限界であることを説明し、気管切開の時期に来ていることを告げました。しかし、恵子さんはあらかじめ心を決めていたようで、それをきっぱり拒否したのです。理由はご主人が説明してくれました。

「我々夫婦には子どもがいませんから、楽しみは二人で語り合うことだけなのです。気管切開で話ができなくなるのなら、そこまでして生きたくないというのが、妻と私の気持なんです」

でも、声は出なくなっても、今はいろいろな意思伝達装置があります。まぶたや指のわずかな動きで、文章を作るソフトもある。そのことを説明すると、恵子さん夫妻はすでに知っていて、十分わかった上での決断だと言いました。

このままではいずれ呼吸不全で死んでしまう。気管切開をすれば、少なくとも呼吸の問題は解決されます。寿命も一年は延びるでしょう。そう思いましたが、私は気管切開を強く勧めることができませんでした。

恵子さん夫妻は、病気のこと、治療のこと、補助的な療法やその効果もすべてわかった上で、決断しているのです。それを改めて延命効果があるとか、呼吸が楽になるとか説明するのは酷いことです。二人は思い込みや無知のために自暴自棄になっているのではない。少しでも長く生きたいという望みを捨てて、夫婦の会話を楽しめる時間を選んだのです。その苦渋の決断は、最大限、尊重されるべきです。

私は気管切開を治療プランからはずし、マスクの補助呼吸で行けるところまで行くことにしました。マスクフィットを少しでもよくするように、アメリカの小児用のマスクを取り寄せたり、頬の内側に綿を入れたり、ヘッドバンドを工夫したりしましたが、痩せる筋肉の隙間をどうしても完全には埋められません。そのうち、自分の呼吸も弱くなり、マスクをはずしていられる時間が、五分、三分、一分と短くなってきました。少ししゃべっては、すぐマスクで呼吸を補わなければならない。そんな状態なのに、診察のとき、恵子さんは開口一番、「先生、今日は、いい、ネクタイしてるね」などと、その場の空気をなごませてくれるのです。

しかし病気は残酷にも徐々に進み、ほとんどマスクをはずせなくなり、声もかすれて、これではご主人と話すこともできない状態になってきました。空気の洩れも止まらず、呼吸数が四十回くらい（ふつうは二十回以下）になっている。だから私はもう一度、気管切開を勧めてみました。気管切開すれば、少なくとも呼吸の苦しみは免れます。

しかし、恵子さんはやはり拒否しました。理由は、痰《たん》の吸引やバッキング（むせ込み）で、ご主人の手を煩わせたくないからです。そんなことならヘルパーもいるし、夜中でも世話をしてくれる人はいると説明しましたが、恵子さんは黙って首をかすかに振るだけでした。

呼吸困難に続き、腰痛と関節の痛みが出てきました。身体をまったく動かせないので、耐えがたいだるさと痛みに襲われるのです。はじめは通常の痛み止めを使っていましたが、十分な効果が得られません。私は仕方なくモルヒネを勧めました。効果と副作用を説明すると、恵子さんはよく理解した上で、つぶやきました。

「そうやね。もう、しんぼう、せんでも、ええもんね」

モルヒネで痛みはなんとか抑えられましたが、身の置きどころのないようなだるさは消えません。寝返りをするにも、関節が拘縮してリラックスできないのです。マッサージも無効、モルヒネの副作用で吐き気にも襲われ、便秘や口内炎も起こりました。

そして、十二月のある日、恵子さんはついに最後の力が尽きたように、かすれる声で哀願しました。

「先生、今まで、負けたらあかんと思うて、がんばってきたけど、もう、ダメ。地獄の苦しみや。何とか、終わりに、してほしい。死ぬ以外に、楽になる方法、ないんでしょう。先生、あれ、やって、くれませんか」

「あれ」が安楽死を指すことは明らかです。恵子さんが喘ぎ、私は慌ててマスクをはめました。私は言葉をさがしあぐね、唇を噛みました。恵子さんが待ちきれないように、また発言を求めます。

「先生、自棄になって、言うてるのと、ちがう。本気や。お願い。自分でも、前に、試した。けど、自分では、なかなか、死ねない」

そう言って、私に左の手首を見るよう促しました。そこには深いリストカットの傷痕がありました。

安楽死すべきかせざるべきか

私は、どうすべきだったのでしょう。

私は医師として、恵子さんの療養にずっと付き添ってきましたが、有効な治療は何ひとつしていない。モルヒネを与える以外、何もできない無力感、申し訳なさ。目の前で苦しんでいる恵子さんの現実。想像するだけで身も縮むような肉体的苦痛……。

しかし、私は決断できませんでした。沈痛な面もちで恵子さんの目をじっと見てから、深々と頭を下げました。日本ではまだ安楽死は許されません。

私は、安楽死の要件を思い浮かべました。耐えがたい苦痛があること、有効な治療法はないこと、本人の意思もはっきりしていること。四要件のうち、三つは満たしています。ただ、「死期が迫っている」という要件だけが足りませんでした。このまま補助呼吸を続ければ、まだ二、三カ月の余命があったでしょう。

私の態度を理解した恵子さんは、ひとこと言いました。

「先生なら、やってくれると、思うたんやけど」

その言葉が、どれほど私を動揺させ、誘惑したでしょう。しかし、私はご主人とも相談し、次善の策を考えることにしました。モルヒネで痛みを抑え、さらに強い睡眠薬を加えれば、深い眠りに導けるのではないか。意識がなければ、苦痛も感じないはずです。

私は本人とご主人に、この方法を提案しました。強い睡眠剤を多めに使わなければならないので、呼吸抑制が起こるかもしれない。最悪の場合は、それで命を落とす危険もありますと説明すると、二人ともそれでもいいからと承諾しました。

翌日の午後から、私はモルヒネと同時に強い睡眠剤を投与し、うまく恵子さんの意識をなくすことができました。ご主人が帰ってくる夜と、私の診察のときだけは睡眠剤を抜いて、意識が戻るように調整しました。この方法はうまく行き、しばらく穏やかな日々（といっても恵子さんの意識はありません）が続きました。

年末年始は診察が休みだったので、年明けに一週間ぶりの診察に行くと、恵子さんは、意外なほど明るい顔で言いました。

「お正月は、睡眠薬、なしで、主人と、ゆっくり、話ができた」

晴れて穏やかだった三が日、恵子さんはこの明るいリビングで、ご主人と最高の時間を過ごしたようでした。壁の写真も掛け替えてあります。きっと新しい年に向けて模様替えしたのでしょう。

正月の飾りが残る部屋を見ながら、私はあのとき安楽死を実行しなくてほんとうによかったと強く思いました。もし一カ月前に実行していたら、この喜びの正月はなかったのだから。最後まであきらめないで、ほんとうによかった、と。

その気持に偽りはありません。確信といってもいいほどです。ドラマや新聞記事ならここで話は終わるでしょう。めでたしめでたし、やっぱり安楽死は安易に行うべきではないと、通りいっぺんのコメントで幕引きです。

しかし、現実は終わらない。

恵子さんが亡くなったのは、それから三カ月後、四月のはじめでした。その三カ月間の苦しみ、懊悩《おうのう》、筆舌に尽くしがたい悲惨は、今、思い出すだけで、胸が詰まります。

睡眠薬が効かなくなって、痛みが増大し、意識があるともないともつかない朦朧状態で、吐き気とだるさに苛まれるのです。ご主人と会話するどころか、うわごとのようなうめき声だけが繰り返されました。私は懸命に緩和療法に努めながら、何度、安楽死の誘惑と闘ったことでしょう。なんとかがんばれば、もう一度、あの正月のようないい時間が得られるのではないか。その空しい希望だけが、安楽死を止めていました。

結果、恵子さんは朦朧状態のまま、息を引き取りました。すべてが終わってから、私は疲れ果てた頭でぼんやり思いました。最後のつらく長い苦しみは、正月三が日の喜びに見合うものだったのだろうか。こんな残酷な苦しみしか残っていなかったのなら、いっそ十二月のあのときに、安楽死を実行したほうがよかったのではないか。

答えは今もわかりません。

第七章 死をサポートする医療へ

むかしはみんな家で安楽死していた

前章で書いた安楽死の問題は、近代医療の発達以後に出てきた問題です。末期医療でさまざまな治療法が開発され、死にもしない、助かりもしないという状況が出てきて、はじめて安楽死が議論の対象になりました。患者はただ苦しいだけなのだから、楽に死なせてやればという考えが出るのは当然です。

近代医療の発達する前は、たいていの人が自分の家であまり苦しまずに死んでいました。自然に任せておけば、人間はそれほど苦しまずに死にます。それは動物の死を見ても明らかなことです。

死が苦しくなるのは、人間があれこれ手を加えるからです。放っておけば、そんなに苦しむ前に力尽きて死にます。

とはいえ、死ぬかもしれないのに放っておくのは不安でしょう。でも、考えてみてください。近代医療が発達する前、江戸時代とか明治のはじめごろでも、一般の人は特別な検査も治療も受けずに、家で静かに亡くなっていました。

今は医療が発達しているので、つい期待してしまうのでしょう。たしかにむかしに比べて、治る病気は増えました。しかし、こと死に関しては、近代医療とて無力です。治療を受ければ、死を遅らせたり、楽にできるかもしれないと思うのは幻想です。いや、むしろ治療することで、死が苦しくなっているケースのほうが多い。身体は死のうとしているのに、無理やり引き留めるのですから。

安楽死というと、何か積極的に手を下して死なせるようなイメージがあるのではないでしょうか。だから、非道だ、殺人だということになる。そうではなくて、自然に成就する安楽死も多いはずです。私が前章で、「健康な老人にも必要な安楽死」と書いたのは、そのような死です。

つまり、もう助からないとなったとき、無駄な延命治療をせずに、ある程度自然に任せたほうが楽に死ねるということです。

私と同じく在宅医療で看取りをしている複数の友人が、口をそろえて言います。

「老人は、乾いて死ぬのがいちばん楽そうやな」

つまり、食欲がなくなり、水分も摂らなくなって、そのまま死に至るのがもっとも穏やかだということです。

ところが、それを黙って許してくれる家族は少ない。どうしても点滴を、経管栄養を、胃ろうをとなる。それが本人を苦しめるだけだということがわからない。

生きる力があれば、放っておいてもメシを食います。水も飲みます。飢えも渇きも感じないのは、身体がもう死ぬ準備をはじめているという証です。そこへ無理やり栄養を送り込んでも、有効には活用できない。水分も栄養も、身体に吸収され代謝されてはじめて有用なものとなるのです。身体が死に向かいつつあるときは、臓器が吸収も代謝もできなくなっている。それを理解せずチューブ栄養や点滴をするのは、まわりの人間の安心のため以外の何ものでもありません。本人にすれば、ただ徒《いたずら》に死ぬに死ねない状況を作っているだけです。だから苦しい。

もちろん、点滴をして楽になるとか、飢えや渇きがおさまるなら治療はすべきです。大事なのは本人の実感です。単なる思い込み（点滴したらよくなる）で治療するのは、害多くして益少なしです。私が否定するのは、本人の希望を聞かずに最後の最後まで続ける治療のことです。

死を支える医療とは

自然に任せたほうが楽に死ねるといっても、やはり本人や周囲の人は不安でしょう。ひょっとしたら助かるチャンスを逃しているのではないか。あるいは、ほんとうにこのままでいいのか。

死をたくさん見ている人が家族にいればいいのですが、たいていは世代の順に死にますから、常に未経験者が見送ることになります。だから経験豊富なアドバイザーがいたほうがいい。それが死を支える医療です。

具体的な例をあげましょう。

波子さん（六十八歳）は、膵臓がんの末期で、家で最期を迎えるために退院してきました。痩せ細って、腹水が溜まり、食事もほとんどできない状態です。排泄はオムツで、たまに出る大便のときだけご主人に支えられてトイレに行っていました。そのほか、身のまわりの世話はすべてご主人が引き受けていました。

私が診察をはじめたときは、もう余命一カ月あるかなしかの状態でした。抗がん剤などの治療はせず、本人とご主人の希望で週に三日だけ点滴をしていました。私は功罪相半ばすると思いましたが、患者側から希望があれば、もちろん点滴もします。よほど明らかな害がないかぎり、それに応じるのが医療者の務めです。

初診から五週間後、波子さんがついに危篤になりました。私が往診に行くと、急の報せを聞いた親戚の人たちが駆けつけ、波子さんのベッドを取り巻いていました。

「波子さん、しっかりしいや」

「叔母ちゃん、元気出さなあかんで」

「いっしょにがんばろうて、言うてたやろ」

彼らはもう意識のない波子さんを必死で励まします。しかし、ずっと波子さんの世話をしていたご主人は、静かに言いました。

「もうつらい目は十分やな。がんばらんでいいで」

私はご主人と波子さんを二人きりにするために、親戚の人たちを別室に呼びました。そして波子さんの状態を説明しました。血圧が下がっていて、下顎呼吸（下顎をしゃくるようにする呼吸で、死の間際に現れる）も出ているので、臨終が近いこと、もう回復の見込みはないこと、意識はあっても朦朧状態で、苦痛はおそらく感じていないこと、耳は聞こえている可能性があるので、みなさんが来られたことはわかっているだろうということも、つけ加えました。

私はできるだけゆっくり説明し、ご主人が波子さんと最後の時間を静かに過ごせるよう計らいました。

みんなが病室へ戻ったとき、波子さんの息はもうかすかになっていました。むやみに彼女を励ます人はだれもいません。それから十五分後、波子さんは静かに息を引き取りました。

死を支える医療とは、臨終を迎えようとしている患者を励ましたり、命を少しでも延ばそうとすることではありません。死が避けられなくなったとき、それを可能なかぎり望ましい形で迎えられるようにすること、本人の苦痛を減らすこと、そして、残される悔いを少しでも減らすことが目的です。

波子さんを励ました親戚も、もちろん悪気があったわけではありません。励まさなければ、自分が相手を見捨ててしまったように感じるのかもしれない。だから、必死で声をかける。死んでほしくないという気持は当然のことです。しかし、それはよく考えれば、相手を思いやっているようで、実は残される人の感情です。

ずっと波子さんの看病をしてきたご主人は、「がんばれ」とも「死ぬな」とも言いませんでした。死んでほしくない気持はだれよりも強かったでしょうが、それが自分のエゴであり、波子さんを苦しませることだとよくわかっていたからです。

その思いに確信を与え、これでよかったと思えるようにすることが、死を支える医療のひとつの役割です。

江戸時代のような看取り

もうひとり、うまくいった例を紹介しましょう。

亮一さん（六十七歳）は肺がんの末期で、死ぬなら自宅でと、半ば強引に退院してきた人でした。ごま塩頭に小さな目を吊り上げ、口を真一文字に結んで、いかにも頑固者という風貌です。介護はベッドのほうが楽なのに、「そんな気取ったものが使えるか」と、和室に布団を敷かせて寝ていました。

紹介を受けたとき、病院から抗がん剤を処方されていましたが、あまり効果がないので、私はやめてみてはどうかと勧めてみました。すると亮一さんは、「俺もこんな薬、のみたくなかったんや」とあっさり中止。おかげで食欲が回復して、青白かった顔がピンク色になりました。

私は週に二回、亮一さんの家に診察に行きながら、病気の説明をしたり、亮一さんの希望を聞いたりしました。

亮一さんがもっともこだわったのは、「オムツだけは死んでもいやだ」ということでした。プライドが許さないのでしょう。私は困りました。身体が弱ると、どうしても排泄の問題が出てきます。亮一さんはがんが腰椎に転移していて、いずれ歩けなくなるのは目に見えていたから、なおさらでした。

「尿瓶ならいいんですか」

私が訊ねると、亮一さんは傍らの奥さんをチラと見て、

「尿瓶なら、いい」と言いました。オムツのほうが奥さんも楽でしょうが、亮一さんはとても説得を受け入れる顔ではありません。無理にオムツを勧めたりすると、せっかくの良好な関係が壊れかねないので、私は黙っていました。

そのうち、案の定、亮一さんは動けなくなり、尿瓶とおまるを使うようになりました。ポータブルトイレもあるのですが、ベッド同様、説明をしただけで拒否です。もう少しようすを見て、自分でも困れば考えも変わるだろうと、私は知らん顔をしていました。

ひと月半ほどすると、亮一さんは徐々に食欲をなくし、水もあまり飲まなくなりました。奥さんが心配して食べさせようとしても、「いらん」のひとことです。チューブ栄養はもちろん、点滴も頑として受け入れません。

心配する奥さんや娘さんに、私は、無理な栄養補給や点滴は、内臓に負担をかける場合があることを説明しました。自然な経過に任せることも、賢明な選択であるとつけ加えました。ご家族ははじめは不安だったようですが、亮一さんのようすを見ているうちに、徐々に納得してくれました。

しかし、排泄の問題は残っています。このまま徐々に弱れば、どうしてもオムツということになります。

ところがそれから十日ほどして、状況は一変しました。亮一さんの奥さんから夜更けに緊急の電話がかかってきたのです。

「お父さんのようすがおかしいんです」

駆けつけると、亮一さんはすでに昏睡状態でした。呼びかけても応えはありません。衰弱のぎりぎりまでがんばって、最後は急に症状が進んだようでした。やはり自然はうまくできているのです。そのまま一夜を過ごすと、翌日には下顎呼吸が現れました。私は亮一さんの臨終が近いことを告げ、奥さんに家族を集めてもらうように言いました。

亮一さんは住み慣れた家で、家族に囲まれ、白い布団の上で最期の時間を過ごしていました。私は枕元に正座して、脈を取りながら、自分をまるで江戸時代の医師のようだなと感じました。点滴も、心電図も、酸素吸入もない。部屋にはただ静かな空気が流れているだけです。私は治療めいたことは何もしていません。それでも、なにがしかの役割を果たしている実感はありました。医師として、亮一さんの死を支え、家族とともに見守っている。

それから数時間後、亮一さんは厳かに息を引き取りました。

「ほんまにこの人は、最後まで自分のしたいようにして……」

奥さんがぽつんとつぶやきました。

「お父ちゃんらしいよ」

「そやな」

娘夫婦も納得したように言いました。こんな穏やかに亮一さんを看取ってあげた家族に、私は深い敬意を抱きました。いつまでも死を避けようとして治療にすがるのではなく、しっかり現実を受け止め、自分を抑え、すべてを亮一さん本位に考える。

亮一さんの食欲がなくなったとき、もし家族が入院や濃厚な治療を求めたら、亮一さんは死ぬよりつらいオムツを使わざるを得なかったでしょうし、導尿カテーテルさえ入れられたかもしれない。人生の最期に、そんないやな目に合わせるのは酷いことです。

亮一さんを看取って帰るとき、もし私もがんで死ぬなら、こういう最期を迎えたいなと思ったものです。

失敗例

成功例ばかりではアンフェアですから、うまくいかなかった例も書いておきます。

良成さん（六十六歳）は、前立腺がんの末期で、肋骨と骨盤、大腿骨に転移があって、ベッドから下りられない状態でした。病院で「もう治療法がない」と言われたときは、頭の中が真っ白になったそうですが、なんとか気持を切り替え、家で最期を迎えようと退院してきました。

初診のとき、良成さんはしみじみと言いました。

「病院では絶望してばかりでしたが、今はこうして家にいられることが幸せだと思えるようになりました。庭のスイセンを見ても、なんてきれいなんだと思うんです」

いわゆる末期《まつご》の眼というものでしょう。治ることに執着せず、穏やかな最期に向けて今を精いっぱい生きる。死を支える医療としては、この上ない順調な滑り出しでした。

良成さんは奥さんと二人暮らしで、息子さんが少し離れたところに住んでいました。奥さんは細い人で、看病疲れが加わって、いつも目の下に隈を作っていました。それでも神経質な良成さんの世話を、懸命にこなしていました。

転移の痛みを抑えるため、良成さんにはかなり多めのモルヒネを処方していました。痛みはなんとか抑えられていましたが、徐々に食欲が落ちてきました。奥さんは心配して、点滴を希望しました。当然のことでしょう。しかし、本人はそれをいやがっていたようです。私には言いませんでしたが、看護師が点滴を失敗したとき、

「もう、やめてくれ」と声を荒らげたのです。

私は点滴の利点と欠点を良成さん夫婦に説明し、点滴したあとの感じはどうかと良成さんに訊ねました。何も変わらないというのが良成さんの答えでした。もし脱水があるのなら、点滴すれば楽になるはずです。その実感がないのなら、少なくとも脱水はそれほど強くないと考えられます。

栄養補給に関しては、腕からの点滴ではほとんど気休めにすぎません。それでも要請が

あるならもちろんやります。良成さんの場合は、本人と奥さんの意見が分かれていたので困ったのです。奥さんは少しでも水分と栄養を補給したいから、必死で良成さんを説得しました。けれど、良成さんは病気がよくならないことや、身体の自由が利かないことの苦痛に耐えかね、あまり長く生きることを望んでいませんでした。そしてとうとう声を振り絞るようにして、こう言ったのです。

「最後の最後まで、俺を苦しめるのか」

このひとことで、奥さんもついにあきらめたようでした。

診察を終えて帰るとき、私は玄関で奥さんに状況を説明しました。点滴を望む奥さんの気持はわかりますが、ここは良成さんの希望を優先してあげてはどうでしょうか。すると奥さんは、「最近では、もう死にたいとか、早く終わりにしてくれと言います」と涙をこぼしました。私もつらかったのですが、逃げるわけにはいきません。

奥さんは苦しみながら徐々に状況を受け入れ、良成さんの気持を理解するようになりました。

そんなある夜、奥さんから電話がかかってきました。駆けつけると、良成さんは全身に汗をかいて喘いでいました。ものすごい痰の量で、口から噴き出しかねないほどです。急性の肺水腫を起こしたようでした。血圧も下がり、血液中の酸素飽和度も七十パーセントくらいになっていました（正常は九十パーセント以上）。意識ははっきりしているので、その苦しみようはとても見ていられないものでした。

私は強い鎮静剤で良成さんを眠らせようと思いましたが、モルヒネを大量に使っているので、かなりの危険を伴います。へたをするとそのまま呼吸が止まるかもしれない。私はそのことを説明し、病院に行って投薬すれば少しは安心ですがと言いました。良成さんは入院を拒否しましたが、駆けつけた息子さんが、病院へ行ったほうがいいと主張しました。奥さんは自宅でと思ったようですが、はっきり意見を言いません。結局、息子さんが良成さんを説得する形で、病院へ行くことになりました。

救急車を見送ったあと、私はあの状態ではいくら病院へ行っても、今日、明日が峠だろうと思っていました。ところが、良成さんの臨終の報せは翌日も、その次の日にも届きませんでした。

結局、良成さんが亡くなったのは、入院して二週間以上たってからでした。

その次の週、私は入院後の経過を聞くため、良成さんの奥さんを訪ねました。仏壇の前で奥さんは力なく言いました。

「病院へ行くと、すぐレントゲンを撮って、血の検査やら点滴やらがはじまりました。わたしは主人の苦しみを取ってほしいだけだったのに、こちらの希望は聞いてもらえませんでした。人工呼吸器だけはつけずにしてもらいましたが、酸素マスクはさせられました。主人はそれをいやがり、何度も自分で取るんですが、先生に叱られるのでわたしが無理やりつけなおして……」

入院したかぎりは、病院側も治療をせざるを得ないのでしょう。苦しみだけ取って、あとは何もしないでというわがままは通してもらえないのです。良成さんはステロイドや抗生物質を投与され、強心剤の点滴もされて、死ぬに死ねない状態で二週間を過ごしたのでした。

途中で意識がはっきりしたとき、良成さんは「帰る」と叫んで暴れたそうです。奥さんは連れて帰りたかったのですが、親戚が反対した。死にかけているのに、家に帰るなんて無謀だ、どうして最後まで治療をしないんだ。親戚に強くそう言われると、奥さんひとりではどうしようもなかったそうです。ふだん病気から遠いところにいて、現実を知らない人の善意は、なんと怖いものでしょう。

病院での二週間は、良成さんにとって苦痛だけの時間でした。良成さんは「家に帰りたい。早く楽にしてくれ」とうめき続けて死んだそうです。私はやはり危険を犯してでも、良成さんを家で治療すべきだったと思います。病院に送るときには、「よけいな治療はしないでくれ」などとは頼めないのですから。

今でも、私は良成さんと奥さんには、申し訳ない気持でいっぱいです。

早い！ うまい！ 安い！

ある医療講演会で、こんな話を聞きました。

「早い！ うまい！ 安い！」という看板のスライドを見せて、これはある牛丼屋の宣伝文句ですが、うしろに「治療」という言葉をつけると、そのまま病院のキャッチフレーズになるというのです。たしかに、早い治療、うまい（上手い）治療、安い治療は患者にとって最良のものでしょう。

講演者はさらに続けて言いました。

「『治療』の代わりに、『死』という言葉をつければ、今度は理想の末期医療になります」

早い死、うまい死、安い死というわけです。なるほど、うまいことを言うなと、私は感心しました。

死を支える医療は、やはり上手にしなければいけない。死ぬ本人にはできるだけ苦痛を少なくし、看取る家族にはあとに悔いが残らないようにしなければならない。病気の状態や、今後の見通し、治療の効果と副作用なども、本人と家族にわかりやすく説明する必要があります。

死を迎える患者は往々にして、ひたすら死を避けようとして、よけいな苦しみを背負いがちです。家族も同じ発想で、あとあとまで悔いを残します。だから、それを最小限に抑えるのが専門家の務めです。

また死を支える医療は、本来、費用があまりかからないものです。無駄な延命治療をしないので、人工呼吸器や多量の抗生物質、ステロイド、強心剤など、高額な治療は必要としません。鎮痛剤、鎮静剤と、あとは医師の説明、相談、アドバイスです。

日本の国民医療費が三十三兆円を超えて、大きな問題になっているのは周知の通りです。中でも終末期といわれる死の直前の医療費が、大きな負担となっています。統計によって異なりますが、終末期医療費が全老人医療費の二十パーセントを占めるとか、国民一人が一生に使う医療費の約半分が、死の直前二カ月に使われるという報告があります。

命はかけがえのないものだから、治療にあらゆる手を尽くすというのは当然です。しかし、その発想だけでは現実は立ち行かない。患者はほとんど見込みがなくても治療を求める、医師は治療すればするだけ儲かる、この状況では、医療費が膨大になって当然です。そろそろ冷静になって、現実をしっかり受け止め、無駄な延命治療から死を支える医療に転換すべきではないでしょうか。

死を支える医療は、よけいな治療をしません。医療費が安くなれば、患者の側も自己負担が少なくてすむし、国民の医療費も削減されます。これで困るのは、無駄な治療で収入を得ている医師だけでしょう。

早い死というのは、患者を見捨てることではありません。苦しむ時間を短くするという意味です。病気や老いと闘いながら、精いっぱい生きてきた人も、死が近づくとどうしても衰弱します。食事や排泄などが自力でできなくなり、これ以上生きることの意味が見出せなくなってしまいます。それを理想主義的な励ましで無理にがんばらせたり、延命治療で長引かせるのは残酷なことです。死は自然の成り行きなのですから、どこまでも抵抗するのは不毛です。

極論かもしれませんが、死が避けられない状態になってから、少しでも長くとあがくのは、手遅れだと私は思います。そうなる前に時間は十分あったはずです。元気なあいだに思い切り努力し、考え、楽しみ、生きておくべきです。その手応えが自分なりにあれば、いざとなっても少しは落ち着いていられるのではないでしょうか。

モルヒネ不使用の悪循環

死を支える医療の力強い味方に、モルヒネがあります。

以前は副作用も強く、用い方も限られていましたが、今は改善されてとても使いやすい薬になっています。口からのむ錠剤、粉末、水溶液のほかに、注射は点滴、筋肉注射、持続皮下注射があり、座薬や貼り薬で投与することもできます。

それなのに、日本のモルヒネ使用量は多くありません。諸外国と比べても、イギリスの約八分の一、アメリカやオーストラリアの約六分の一といわれています。

日本でモルヒネが使われにくい理由は、やはり麻薬は怖いというイメージでしょう。中毒になる、心臓に負担がかかって命を縮める、呼吸抑制があるなどと思われているのです。最近は減りましたが、医療者の中にもモルヒネに偏見を持っている人がいて、せっかくの薬を使えずにいる場合があります。

私が在宅で診ていた礼治さん（六十四歳）は、胃がんの末期で、転移による神経の圧迫で強い背部痛がありました。病院からはモルヒネを処方されていましたが、奥さんがモルヒネをとても恐れていました。

礼治さんはオキシコンチンというモルヒネの錠剤を、一日三回、四錠ずつ、計十二錠のんでいました。それがベースで、それで抑えきれないときは、頓服《とんぷく》で二錠ずつ追加することにし、一日四回まで追加してもいいことにしていました。つまり、一日の総量は二十錠までOKとしたのです。

ところが、奥さんがその頓服をなかなか許してくれない。いろいろ理由をつけて、薬をのまさないようにする。それが礼治さんを苛立たせ、かえって痛みを強めていたのです。半ばケンカしながら薬を要求し、多いときは一日に二十錠を超えることもありました。

診察のとき、礼治さんは顔をゆがめて私に訴えました。

「わたしはそんな我慢の弱い人間ではないんです。どうしても辛抱できんからくれと言うのに、家内がのませてくれないんです」

奥さんも半泣きの顔で訴えます。

「でも、できるだけのまないほうが、お父ちゃんのためやから」

どうしてそんなにモルヒネを恐れるのかと聞くと、入院していた病棟の看護師長が「モルヒネは怖い薬やから」と言ったのだといいます。罪な発言です。末期がんという困難な状況を抱えた人に、そんなことを言えば過剰に反応するに決まっています。

私は看護師長の言葉が古い考えであることを話し、現在のモルヒネの安全性をていねいに説明しました。奥さんはまだ不安そうでしたが、私は一回の使用量を五錠に増やし、頓服は要求があればいつでものませるように指示しました。

薬がいつでも使えるようになると、礼治さんは精神的に落ち着き、頓服をほとんど要求しなくなりました。一回の使用量は増えましたが、一日の総量は十五錠に減ったのです。副作用を恐れてちびちび使うより、必要量をどんと使うほうが効果的だということがよくわかった一例です。

モルヒネの副作用は、便秘と吐き気が主で、心臓への負担はありません。呼吸抑制はありますが、鎮痛効果のほうが先に現れますから、適量で止めれば心配ありません。中毒や依存症についても、現実的に問題になることはごくまれです。そもそも終末期なのですから、そんなことを心配している場合ではありません。

にもかかわらず、モルヒネを恐れる人々は、ぎりぎりまで使おうとしません。痛みのために身体が弱り、死が近づいてから使うので、使ったらすぐ死んだように見えてしまう。

だからモルヒネは怖いという印象になり、偏見が再生産される。モルヒネを適切に使わないことによる悪循環です。

私がもしがんになったら、中毒など恐れず、モルヒネの毛布にくるまって、苦痛なしにあの世に旅立ちたいと思います。

求められる〝死の側に立つ医師〟

多くの医師は、病気を治すことしか考えていません。だから、患者の死からはできるだけ目を背けていたい。死に行く患者や老人は、ある意味で医師にとっては敗北の象徴なのです。

医療が発展したせいで、患者は自然な形で死ねず、無理やり生かされるようになってしまった。苦しみながらも死ねない患者や老人の声は、圧殺され、なかなか世間に伝わりません。みんな死ぬ間際になってはじめて、「ああ、そうだったのか」と気づくわけです。

だれでも安心して楽に死にたい。それは当然の思いでしょう。だけど長生きに執着したり、やみくもに死を避けようとしていると、そのチャンスを逃してしまいます。どこかで、生かす医療から死なせる医療にハンドルを切らなければならない。治すことばかり考えている医師には、その発想がありません。適当な時期に上手に死ぬためには、それを支えてくれる専門家が必要です。それが〝死の側に立つ医師〟です。

快適な死を支えるためには、幅広い知識と確かな技術が必要です。信頼感や安心感を与える人間的な度量も求められるでしょう。しかし、これまでの医学は病気を治すことばかりに気を取られていたため、快適な死を実現する方法をほとんど確立していません。死を支える医療は、全分野の中で明らかに遅れているのです。

私は在宅医療で多くの死を看取ってきましたが、自分が死を支える医療を実践できているかどうかはわかりません。うまくいった例もあるけれど、うまくいかなかったこともある。いつも手探りで、毎回悩んでいます。教科書もないし、教えてくれる人もいない。それはほかの医師も同じでしょう。今は現場でそれぞれの医師が、我流でやっているのが実状です。

しかし、死を支える医療の必要性は、厚労省も認めつつあるようです。

二〇〇六年の診療報酬改定では、医療費全体はマイナス三・一六パーセントという過去最大の下げ幅の中で、在宅医療部門は優遇改訂となりました。在宅ホスピスの管理加算が引き上げられ、在宅で看取りをすれば、新たに一万点（十万円）の加算が認められました。

単純なご褒美ではあるけれど、手っ取り早く流れを作るのには有効かもしれません。これまでは、医師の負担に対して報酬があまりに低すぎました。末期がん患者が亡くなるときに、二十四時間態勢で対応するのは肉体的にだけでなく、精神的にも相当大きな負担があります。相応の報酬が認められてこそ、後進も続くというものです。

もちろん報酬をアップするだけでは、仏作って魂入れずです。死を支える医療を技術的に高めるためにも、具体的なカリキュラムが必要です。今後、需要がますます高まるのはまちがいないでしょう。なのに専門家を養成する人材も場所もないことに、私は大きな不安を感じています。

死をマイナスのイメージばかりで捉えていると、いざというときに、必要な医療が受けられません。そろそろ人生のエンディングを前向きに考え、死の側に立つ医師を本気で育てる時代になっているのではないでしょうか。

第八章 死に時のすすめ

がんを受け入れて死んだ医師

一九九〇年十一月、「日本医事新報」という医師向けの雑誌に、「死に面して」と題するショッキングなエッセイが掲載されました。六十二歳の内科医が、自らの胃がんを自分で診断し、手術不能と判断して、そのまま死を待つことにしたという内容です。

執筆者のR・M生こと丸山理一氏は、一九八八年まで神奈川県三浦市立病院の院長をしておられ、病気が見つかったときは、医療生協の診療所長でした。

胃がんの治療をしないと決めた理由について、氏はこう書いています。

もし手術をしたりして、生き残って行きたいのでしたら、一年に一回位は胃の透視をしたり、健康診断をしたりした筈で、なったらなったで仕方がない(勿論心のどこかには、自分は大丈夫だという希望的観測があったのでしょうが）、ある年齢になれば消化器系の悪性腫瘍で、物が食べられなくなり、体も弱って寝たきりとなり死ぬ、という死に方も、悪くないなと思っていました。それに比べると、年を取って、もっと悲惨な老後、もっと辛い死は、経験の浅い私でも沢山見てきましたし、実際にも非常に多いように思います。

（「日本医事新報」No.３４７１）

丸山氏は病気がわかったあとも勤務を続け、ほぼ毎日プールで泳ぎ、平常通りの生活を続けます。家族は治療を勧めたり、涙を流したりもしましたが、本人が平静でいるので、徐々に落ち着いてきたようです。

第二回目のエッセイは、「死について」と題され、翌年の一月に掲載されました。腹水が溜まってきて、水泳を中止したこと、それでも生活はふつうで、新聞や雑誌を楽しみに見ていることなどが書かれています。

第一回のエッセイに反響があり、「レントゲン一枚で自分勝手に手術不能と決め、死に向かうというのは、余りにも独善的、非医学的」などという諫言《かんげん》もあったようです。それに対して、丸山氏は「早期発見を狙って検査をしていたわけでもありませんし、六十二歳なら、もういいわ、という気持もあり」と書いた上で、がんで死ぬことについてこう述べています。

色々な死に方はありますが、癌になったら、そのままにしておけば、普通には、一年持つことは難しく、二年は無理でしょう。そういうこともあり、今後、人によっては、ある年齢以上になった場合、一年位で確実に死ねる癌に因る死を（特に悲惨な何年もかかる死を知っている医師には）歓迎すべきものと感じられることもあるのではないでしょうか？

（「日本医事新報」No.3483）

がんによる死は、心筋梗塞や脳出血のように突然ではありませんから、人生の整理ができてよいという意見なのでしょう。何よりよいのは、丸山氏のエッセイにもあるように、確実に死ねるということです。これは若い人には同意しにくいでしょう。しかし、ある年齢以上になると、死ねないことの苦しみが発生します。高齢になって、楽しみもなく、逆に生活の不如意ばかり募ると、もういつ死んでもいいと思う老人は少なくありません。にもかかわらず、なかなか死ねないのが今の老人です。そんな苦しみを冷静に見れば、適当なところで死ぬことも悪くないと思えるのではないでしょうか。

第三回目の最後のエッセイは、「死に至るまで」と題され、丸山氏の死後、遺族により本名で発表されました。そこには驚くべき事実が記されています。

腹水が多くなり、一時、食欲も落ちますが、腹水を何度か抜いて回復させます。食事を減らし、早めに死を迎えたほうが楽ではないかとも思ったようですが、友人から果実をもらったり、おいしいパンがあると聞くと、「今日はそれを食べよう」とつい食べてしまったそうです。治ることに執着して苦しい治療をしていたら、とても考えられない穏やかな精神状態です。

そして、死に対する気持の変化について、こう書いてあるのです。

一般に、動作も精神的な反応も鈍くなり、死に対する反応さえも鈍くなるようで、元気で健康な人の死に対する恐怖とは、少し死に対する感じがちがうようです。

（「日本医事新報」№３５０８）

今、我々が感じている死の恐怖は、死から遠いがゆえのものだというのです。ほんとうに死が近づくと、恐怖心も徐々に弱り、死もそれほど怖くなくなるというわけです。私もずっと死を恐れていましたが、丸山氏のエッセイを読んで、ずいぶん気持が楽になりました。死ぬ前には死が怖くなくなる。こんな朗報、ちょっとないのでは？

丸山氏は続けてこうも書いています。

大袈裟に言うと、こういうことも自然の摂理とでもいうものでしょうか？　死は近い将来に来るとして、諦めて受け入れるということも段々と自然のこと？　抵抗の少ないことともなるようです。（同）

上手に死を受け入れれば、こんなに穏やかな最期を迎えられるのです。

丸山氏は一九九一年六月二十六日に亡くなられました。ご自身で胃がんを診断してから、九カ月後のことです。丸山氏が亡くなった六十二歳という年齢は、まだ若いかもしれませんが、それだけ生きれば十分と思うか、まだまだ足りないと思うかは、気の持ちようでしょう。あらかじめそのつもりでいれば、さほど短い人生でもありません。

だから、私は若いうちからの心づもりが大事だと思うのです。今、七十歳の人に、それくらいで死ぬのがいちばん楽だと言っても、受け入れるのはむずかしいでしょう。三十歳の人なら、まだ四十年もあるのでまだしも受け入れやすいかもしれない。そうと決めて生きれば、今の時間の輝きも増すのではないでしょうか。

死の達人・富士正晴氏の場合

富士正晴氏は、関西の老舗同人雑誌「VIKING《ヴァイキング》」の創始者で、「竹林の隠者」などとも呼ばれ、独特の批評精神で戦後の日本を見つめた作家・詩人です。

私も一時期その雑誌の同人に属しており、富士氏が亡くなるまでの四年ほどのあいだ、いろいろ話を聞かせてもらいました。

富士氏は無類の酒好き、医者ぎらいで、晩年はろくにまともな食事もせず、必要なカロリーはほとんどアルコールでまかなうという生活でした。散歩が身体にいいと聞くと、それまでしていた散歩をやめ、志賀直哉が死の床で点滴を引き抜いたという話などを面白がっていました。すべて自然の経過に任せますから、歯が抜けても歯医者には行きません。死ぬ直前には、残っている歯は一本だけになっていました。

歯に関しては、こんなエッセイがあります。

わたしが運悪く長生きしたら、歯が一本もなくなるかも知れないが、そうなればそうなったで歯茎で物をしがみ、唾液を十分出して物にまぜるという方法でいったらどうだろうと思っている。

(『不参加ぐらし』六興出版)

私が富士氏に最後に会ったのは、死の五日前でした。「VIKING」の友人と二人で、独居の富士氏を訪ねたのです。富士氏はその一年ほど前に体調を崩して、東京の長女宅に引き取られていました。けれどそこから逃げ出すように関西に戻り、また酒びたりの生活をしていたのでした。私たちは酒と引き替えに、できるだけ栄養のあるものを食べてもらおうと、いろいろな食材を持っていきました。私が卵豆腐を買っていくと、富士氏はにやりと笑ってこう言いました。

「歯のないやつにはこんなんが食べやすいと思うのやろ。それが大きなまちがいなんや」

それでも少しは食べてくれ、大いに飲み、楽しい一夜を過ごしました。関西に戻ってから何度か訪ねていましたが、その夜がいちばん元気に見えたのです。

だからその五日後、「富士さんが死んだ」という電話を受けたとき、私は自分の耳が信じられませんでした。

富士氏は一九八七年七月十五日未明、自宅で急性心不全のために亡くなりました。享年七十四歳。発見したのは、その日の昼に訪れた次女夫婦でした。夕方、私が駆けつけると、「VIKING」の同人はじめ、多くの関係者が集まっていました。富士氏は片膝を曲げ、寝相の悪い子どものような格好でふとんに横たわっていました。

そこへ、東京から中央公論社の編集者が現れました。なんと素早い弔問と、みんなが驚くと、当の編集者はもっと驚いていました。編集者が来たのは弔問ではなく、前夜に電話で、明日いっしょに飲もうと約束したからだというのです。編集者は持参したウィスキーを、やむなくお供えにして帰っていきました。

明くる日に飲む約束をして、その日の晩に本人も気づかないうちに死んでしまう。なんとうらやましい最期でしょう。まさに達意の死です。

富士氏の死因は一応、急性心不全となっていますが、実際のところはわかりません。富士氏は心電図はもちろん、血圧さえ測っていなかったのですから。

先に引用したエッセイは次のように終わっています。

ずっと健康で、しかも余り長寿にならぬうちにポコリと死にたいのがわが望みである。ただし、そううまくいく方法がこの世にあるとも思われない。ケ・セ・ラ・セ・ラか。

(同)

これを書いたのは富士氏六十六歳のとき。タイトルは「健康けっこう　長寿いや」。まさに言い得て妙です。

死を拒否する人の苦しみ

丸山氏や富士氏のように見事な最期を迎える人は、まだ少数派です。

たいていの人は当然ながら死を拒否します。でも、死から逃れようとするばかりで、ほんとうにいいのでしょうか。

あまり若いうちから死を受け入れるのも考えものですが、医療の現場にいると、いつまでも死を拒否することにも、苦しみがあるのがわかります。

私が月に二回診察している政市さん（七十九歳）は、軽い高血圧がありますが、きわめて元気な老人です。見た目は七十歳くらいに見えますから、「老人」と呼ばれると、本人は不本意かもしれません。

政市さんは健康第一で、テレビや新聞の健康情報はもれなくチェックしていますし、サプリメントなども大好きです。血圧を測るときも、いつも律儀に腕を心臓の高さに持ち上げます。正確な値を出すためには、そうすべきだとどこかで聞いたのでしょう（実際はそこまで厳密にする必要はありません）。

そんな政市さんに、不整脈が現れました。大した症状ではないのですが、私はそれを告げるべきかどうか迷いました。神経質な政市さんは、告げれば大いに気にするに決まっています。

「軽い不整脈があるようですね」

そう言っただけで、顔色が変わりました。慌てて「でも、今の段階ではまったく心配いりませんよ」とつけ加えましたが、もう手遅れです。政市さんは不安に表情を強張らせ、質問しました。

「今は大丈夫でも、どんな段階になれば心配なんですか」

「そうですね。脈の乱れ方がひどくなったり、意識がなくなる発作などが起これば、詳しい検査がいるかも……」

「そんな発作が起こるんですか。先生、ボクは血液検査は正常なのに、どうして不整脈が起こるんです」

「血液検査と不整脈は関係ありませんよ」

「薬はないんですか」

「これくらいなら薬はいりません」

「これ以上、悪くしないためにはどうすればいいんです。食べ物は何に気をつければいいのですか。運動はしたほうがいいんですか、悪いんですか」

政市さんは畳みかけるように聞いてきます。しかし、ほんとうにこれといって注意すべきことはないのです。私は政市さんを安心させるためにいろいろ説明しましたが、すればするほど新たな不安を呼び、結局、今は気にしなくていいですと強弁するしかありませんでした。

気にするなと言うくらいなら、はじめから告げないほうがよっぽどましです。しかし、主治医である以上、病気の徴候を見つければ説明しなければなりません。見つけても言わないのなら、診察する意味はないのですから。

今の段階で政市さんにいちばん悪いのは、不整脈を気にするストレスでしょう。しかし自ら不安をかきたて、懸命にストレスを避けようとして、却ってそれがストレスになるような人には、どう接すればいいのでしょう。

死から逃れるためには、病気に注意しなければならない。病気に注意していると、不安と恐怖を避けられない。八十歳を超えると、風邪でも命取りになりかねません。いつ熱が出るのか、いつ食べられなくなるのか、いつ尿が出なくなるのか、そんな心配の連続です。年齢が高くなればなるほど、そのピッチは狭まります。逃げ続けることは、恐怖に直面し続けることなのです。

現代のメメント・モリ

メメント・モリとは、ラテン語の警句で「死を想え」という意味です。現世に浮かれる人間への戒めですが、元来は「今を楽しめ」という意味も込められていたようです。「食べて飲んで、今を楽しめ。いずれは死ぬのだから」というわけです。

現代では、「死」を想う前に、「老い」を想わなければなりません。それくらい、現代人の目は老いの現実から逸らされています。よりよい老後、いきいきシニアライフ、だれもが安心できる医療、長寿すこやか宣言、心はいつまでも若々しく等々。

その一方で、新聞の社会面には、さまざまな老人がらみの事件が暗い影を落としています。介護殺人、老老介護の悲惨さ、老人虐待、老人の自殺、孤独死、餓死、路上死、無理心中……。

二〇〇六年の医療制度改革では高齢者の自己負担が引き上げられ、社会的入院を減らすために療養病床は減らされ、グループホームは新設が制限され、それでも国民の医療費はうなぎのぼりになっています。これに対し、識者やジャーナリズムは、「弱者切り捨ては許せない」「高齢者に安心を」「命の尊厳を」などと新味のない批判を繰り返すばかり。ほんとうに状況を改善する気があるのでしょうか。

老人がらみの悲惨な事件を耳にし、どうしようもない苦難を強いられる多くの老人を目にするたびに、私は考え込んでしまいます。我々の社会に、この超高齢社会を支えるだけの実力はあるのかと。

介護も医療も、資源です。無尽蔵にあるわけではない。老人や病人が増えすぎて、今や需要と供給のバランスは完全に崩れています。にもかかわらず、需要を抑えようとする気配がまるでない。それどころか、世の中はますます需要を増やす向きに動いているように見えます。

だれもが長生きする権利はある、だれもが安心して老いられる、だれもが十分な介護と福祉を受けられる。そんな欲望肯定主義に、社会が振りまわされているのではないでしょうか。社会の実力以上の負担を背負い込み、かつ理想を求めすぎているのでは？

私が訪問診療を行っているグループホームでは、どんどん職員がやめていきます。心身ともの激務に耐えられないからです。補充がつかないときは、入居者に直接しわ寄せがいきます。それをひどいとは思いますが、安易に批判はできません。現場の職員たちの努力と苦労はもう限界に達しているからです。

職員の数を増やし、給料も上げて、十分な休みを認めれば、よりよい介護はできるでしょう。しかし、日本中のすべての施設で、そんなことは無理です。現状ですばらしい介護を実現している施設もあるでしょう。しかし、それはよほど優秀でモラルも高く、体力も精神力も抜群の介護者が集まっているところだと思います。とてもそんなところを基準にはできません。

先日も、私が在宅で診ている公三さん（八十五歳）と安子さん（七十六歳）夫妻のケアカンファレンス（介護サービスの検討会）で、頭を抱えてしまいました。公三さんは認知症がひどくなって、夜中に窓から出て行ったり、大声で怒鳴ったり、安子さんに暴力を振るったりします。安子さんは寝たきりで、睡眠薬中毒で、ヒステリーを合併したうつ病です。とても在宅で介護できる状態ではないのですが、二人とも頑として施設入所を拒むのです。数日前に、緊急避難的に公三さんをショートステイに入れると、夜中に大暴れして強制退所となりました。ケアマネージャー、看護師、ヘルパー、理学療法士などと策を練りましたが、よいアイデアなど出るはずもありません。

「二人とも、生きすぎやな」

私は思わずつぶやいて、はっとしましたが、その不謹慎な発言に非難の目を向ける人はだれもいませんでした。

このような困難な状況に日々直面していると、考えはどうしてもある方向に向かわざるを得ません。

それは、要するに、需要を減らすことです。

病院へ行かないという選択

介護の需要は、なぜ増えるのでしょうか。

それは老人が健康寿命を過ぎて、介護が必要になってからも長生きするからです。

現在、日本の健康寿命は、男性が七二・三歳、女性が七七・七歳。平均寿命は、男性が七八・四歳、女性が八五・三歳です（「世界保健報告」二〇〇三年）。その差、すなわち男性で六・一年、女性で七・六年が、介護を要する期間となります。

平均寿命と健康寿命の差を短くすれば、介護の需要は減るわけです。そのためにはどうすればいいか。

平均寿命が延びたのは、医療のおかげであるのはまちがいないでしょう。しかし、医療は健康寿命は延ばしません。健康な人は病院へは行かないのですから。

病院へ行って、無理に命を延ばすから、平均寿命が延びる。だから健康寿命との差が広がり、介護の需要が高まる。医療が延ばす命は、点滴やチューブ栄養、人工呼吸やさまざまな薬剤によるものです。そうやって延ばされた命は、決してよいものではありません（私が言っているのは、健康な時間を十分に過ごしたあと、老いて身体が弱った人の話です。若くして事故や難病に倒れ、医療の支えで生きている人はもちろん別です）。

老いて身体の不具合が出てから、無理やり命を延ばされても、本人も苦しいだけでしょう。そこで私は、ある年齢以上の人には病院へ行かないという選択肢を、提案しようと思います。

病院へ行かないことの利点は、いろいろあります。

第一に、濃厚医療による不自然な死を避けられること。

病院に行って、いったん治療がはじまると、途中で止めることがむずかしくなります。人工呼吸器でも、回復の見込みがなくなったからといって、はずすわけにはいきません。はずせば殺人罪に問われる危険性があるからです。しないほうがましという治療でも、治療法があるかぎり病院ではやらざるを得ません。それが病院の役目ですから。そしてそれが悲惨で苦しい不自然な死につながっていくのです。

第二に、つらい検査や治療を受けなくてすむこと。

老人の検査は、往々にして治らないことの確認だけに終わります。脳梗塞のCTやMRI、腰痛症のレントゲンなどです。胃カメラや気管支鏡なども、その苦痛に見合う結果が出る可能性は、若い人ほど高くはありません。また、治療の副作用で身体を弱らせたり、ときにはそれが命取りになる危険もあります。病院に行かなければ、そんな目にあうことはありません。

第三に、よけいな病気を見つけられる心配がありません。

老人になれば、だれでもどこか身体の異常はあるものです。気づかなければそのまま放っておける異常も、見つけたら治療せざるを得なくなる。老人の場合は、自覚症状がなければがんでも放置しておいたほうがいいこともあります。いわゆる「天寿がん」と呼ばれるもので、亡くなったあとに解剖してはじめて見つかるがんです。たいていは、見つけなくてよかったなということになります。

第四に、時間が無駄になりません。

病院に行くと、とかく待ち時間が長くなります。治療を受けに行っているのに、その前に検査、その前に予約と、なかなか治療がはじまりません。長々と待たされても、病気が治ればいいのですが、たいていは治らないことがわかって、対症療法でお茶を濁されます。

第五に、お金が無駄になりません。

医療費が高いことはいうまでもなく、交通費や入院準備にも相当の経費がかかります。病院に行かなければ、個人の出費が減るばかりでなく、国民の医療費も削減されます。医師の側から見れば、病院に来なくてもいい人が来すぎています。そう思いながら、患者が来ないと収益が上がらないので、多くの医師は黙っているのです。

そして最後に、精神的な負担が減ります。

病院に行けば安心と思うのは幻想で、実際はそこから不安がはじまります。医師にどんなことを言われるのか、治療はうまくいくのか、薬の副作用はないのか、次はどんな検査をしろと言われるのか、病気が悪くなったとは言われないか、新たな病気が見つかりはしないか……。病院に行かなければ、こんな不安の連鎖に巻き込まれることはありません。

もちろん、病院に行かずにいることの不安もあるでしょう。病院に行けば専門的な治療が受けられると思えば、早く行きたくなるのは当然です。でも、考えてみてください。多くの医師ががんで亡くなり、脳梗塞で倒れ、パーキンソン病や認知症になっています。医師は自分の病気を治療も予防もできなくて、どうして他人の病気を治せるでしょう。医師とて患者と同じ人間で、魔法のような力はありません。職業別の平均寿命を見ても、医師のそれはほかの職業より決して長くはないのです。

だから、病院に行けばいいことがあると思うのは、大きなまちがいです。老人の病気に関しては、多くの医師がそう思っているはずです。それを公表しないのは、自らの権威を守るためか、患者や家族の信頼を裏切りたくないという善意か、患者が来なくなると病院が困るという心配かのいずれかでしょう。

江戸時代や明治時代に介護保険が必要なかったのは、たいていの人が自然の寿命で死んでいたからです。今は少しでも長く生きたい、生きてほしいという欲望に振りまわされ、多くの人が苦しい最期、過重な介護、膨大な医療費を背負い込んでいます。

文明は進むばかりが能ではありません。人間を幸せにしないのなら、ある部分を棄てることも、また文明の知恵であるはずです。

寿命を大切にするということ

とはいえ、身体の調子が悪くなってきたとき、病院へ行かずにすますのはかなり勇気がいるでしょう。それまでにしっかりと意志を固めておく必要があります。

そのためには、まず病院に過大な期待を持たないことです。もちろん病院で治る病気もありますから、それは治してもらえばいい。けれど治らない病気の治療に、いつまでも拘泥するのはよくありません。その見極めはむずかしいですが、まずは自分の実感で確かめることです。よくなるものなら、たいてい一カ月から三カ月くらいで効果は現れます。それでよくならないなら、さっさと見切りをつけるべきです。無理な治療にしがみついていたら、苦しい最期から抜け出せなくなります。

楽な最期を迎えるためには、自然の寿命を大切にすることだと私は思います。すなわち天寿です。私は長寿には反対ですが、天寿には賛成です。天寿は必ずしも長寿ならずですから。

寿命というものは、不公平に与えられています。他人をうらやんだり、自分のそれを無理に延ばそうとしても、苦しいばかりです。自分に与えられた寿命を十分に生かし切ること。それが苦しみの少ない最期につながるのではないでしょうか。

寿命が近づいた段階で慌てても、それは手遅れです。だから、若いうちから悔いのない生き方をしておかなければなりません。長寿を願ったり、健康情報に振りまわされている人たちは、今を忘れて、遠い先ばかり見ているように思います。今を十分に生きていないから、未来に逃げているのでは？

寿命を大切にするということは、ごく当たり前のことをすることです。バランスの取れた食事、十分な睡眠、清浄な水と空気、適度な運動、気分転換、ゆったりとした精神状態等々。それが現代ではむずかしいことは重々承知しています。多くの人が、長寿を望みながら命を削るような生活をしています。それを補おうと、サプリメントや酵素剤などの不確かな物質にすがり、マスコミの健康情報に踊らされる。病気になったら名医にかかろうと、必死にランキング本を読みあさり、健康食品を買いあさり、海外の薬剤情報などに躍起になる。

人々のそういう不安につけこんで、商売をしている健康長寿ビジネスには、まったく腹が立ちます。医療が安全かつ有能で、常に患者の期待に応えられるように喧伝する医療界も同じです。騙されるほうも悪いが、やはり騙すほうが悪い。

悪気はなくても、結果として寿命を受け入れる大きな妨げになっているのが、スーパー老人に関する報道です。九十歳を超えてなお現役の医師、八十歳で本格的な登山をする老人、七十歳で鉄棒で大車輪をする老人などをマスコミがもてはやす。そういう元気な老人を見て、励まされる人も多いでしょう。しかしその一方で、自分もああなりたい、ああなれるはずだと、がんばりだす人も増える。

そんなスーパー老人は、もちろん本人の努力もあったでしょうが、基本的にはもともと与えられた寿命が長く、身体も強かったのです。努力すればだれでもそうなれるわけではありません。そんな老人を基準にしていれば、ほとんどの人が早死にの嘆きを避けられないことになってしまう。

人間の幸不幸は、人生の長さだけによるものではないでしょう。数え年三十歳で斬首された吉田松陰は、『留魂録』で弟子たちに次のように書き遺しています。

人寿ハ定マリナシ　禾稼ノ必ズ四時ヲ經ル如キニ非ズ
十歳ニシテ死スル者ハ十歳中自ラ四時アリ（略）
義卿三十　四時已備　亦秀　亦実
（人の寿命には定まりがなく、穀物のように決まった四季を経るものではない。たとえば十歳で死ぬ者には十歳なりの四季があるものだ。（略）自分は三十歳で死ぬが、すでに穂を出し、実りも得た）

泰然《たいぜん》と死を迎えられれば、幸せなのはその本人ですし、死を逃れようともがけば、苦しむのもやはり本人です。寿命を超えた長生きには、ろくなことがありません。長生きの欲望ばかりに身を任せて、無理な長寿を得ても、待っているのは「こんなはずでは」という絶望の日々だけでしょう。

死に時のすすめ

何ごとにも、ころ合いというものがあります。
食べ時、買い時、勝負時、踏ん張り時、潮時、やめ時。

死ぬのにも、死に時というものがあると思います。

これまで医学は、命を長らえさせることを目的としてきました。病気や怪我で自然な寿命を縮められていたあいだは、それでよかった。しかし、今はもうその時代を過ぎています。自然な寿命以上に命を長らえさすと、悲惨な長寿になってしまう。

多くの人がそれを知らずに、素朴に長生きを求めています。そして、実際に長生きしてから、そのつらさに気づく。どこかで悪循環を断たなければなりません。

死に時については、むかしからその知恵はありました。古くは、吉田兼好の『徒然草』にこうあります。


あかず惜しと思はば、千年《ちとせ》を過ぐすとも、一夜《ひとよ》の夢の心ちこそせめ。住み果てぬ世に、みにくきすがたを待ちえて何かはせむ。命長ければ辱《はじ》多し。長くとも、四十《よそぢ》に足らぬ程にて死なむこそめやすかるべけれ。

（飽き足らずに惜しいとばかり思っていると、たとえ千年を過ごしても一夜の夢のように短く感じるだろう。どうせ最後まで住みきれない世の中に、老いて醜い姿になる日を待っても何になろう。長生きをすると恥をかくことも多い。長くても四十になら

ないうちに死ぬのがちょうどよいところだろう）

「あかず惜しと思はば」というのは、欲望肯定主義への痛烈な批判でしょう。「命長ければ辱多し」というのも、現実をしっかり直視しています。

『徒然草』は十四世紀の作ですから、そのまま現代に通用させるわけにはいきませんが、それでも死に時を四十歳までとするのはそうとう早い。しかし、かくいう吉田兼好自身は六十七歳まで生きていますから、死に時の有言実行はむずかしいようです。

いや、死に時というのは、何もそのときに死ななければならないということではありません。それくらいで死ぬだろう、あるいはそれくらいで死んだほうが楽だ、という目安みたいなものです。あるいは、むやみに長生きを求めないための自戒でもあります。だから死に時を設定するなら、早いに越したことはありません。それ以上生きれば、それは余録ということになるからです。

江戸時代の禅僧・良寛の言葉にも、死に時に通じるものがあります。

一八二八年に起きた大地震のあと、知人を見舞うために送った有名な手紙の一文です。

災難に逢う時節には、災難に逢うがよく候。死ぬ時節には死ぬがよく候。

災害の見舞いになんとひどいことをと、怒る人も多いかもしれません。しかし、そのあとにはこう続きます。

是はこれ災難をのがるる妙法にて候。

つまり人智を超えた厄災は、逃れようと思えばそれだけ苦しみが増え、避けようと作為をほどこすほど煩いが大きくなるということです。だから、死に時が来たら、死ぬのがいちばん楽ということになります。

ちなみに良寛は七十二歳まで生きていますから、死を逃れようと思わなくても、長生きする人はするようです。

死に時を考えるということは、死を含むすべてに自然の時節をわきまえるということです。若いうちにはよく学び、一人前になったらしっかり働き、中年になれば人生の収穫を楽しみ、老いれば達観するということ。学ぶにも、働くにも、楽しむにも、達観するにも、それぞれふさわしい時宜《じぎ》があります。

ところが、現代は「今」が苦しいので、老いてから楽しむとか、あとで生き甲斐を見つけるとか、喜びを先送りする傾向があります。しかし、それは自然な時宜に反する。老いれば体力、気力ともに、若いときのようにいかないのですから。

では具体的に、現代の死に時は何歳ぐらいが適当なのでしょうか。

仮に今、死に時を六十歳にする場合と、八十歳にする場合を比べてみましょう。

まず、死に時まで生きる確率は、考えるまでもなく六十歳のほうが高いでしょう。死に時まで生きられなかったら、早死にです。八十歳を死に時にすると、大半が早死にの危険性にさらされます。

人生でやりたいことは、死に時までにしておかなければなりません。六十歳を死に時にしていると、時間が短いので早めに努力せざるを得ません。八十歳だと余裕があるので、ついサボッてしまう。ところが八十歳までいろいろやるつもりでも、機能も能力も衰えるので、最後のほうはなかなか思い通りにできなくなってしまう。六十歳ならまだ能力もさほど落ちていないし、体力もあるのでほぼ想定通りの力が発揮できる。

死に時を過ぎれば、あとは余生です。ゆっくりと楽しめばいい。死に時を六十歳にしていれば、長く楽しめますが、八十歳では余生がほとんどありません。

六十歳を死に時と心づもりするのは、とても勇気がいることです。しかし、欲深い気持を捨て、心の底から死に時を六十歳と思うことができれば、八十歳まで生きたいと思う人より、どれだけ苦しみから解放されるかは明らかです。

今、六十歳の人に、六十歳を死に時と思えと言ってもむずかしいでしょう。でも三十歳の人なら少し余裕があるのではないでしょうか。だから、こういうことは早めに考えておかなければならない。早めに今を充実させ、早めに満足を得る。そうすることで、泰然と死に時を迎えられる。

死に時を越えれば、あとは自然な寿命を受け入れるだけです。そうやっていても長生きする人は、それが寿命なのですから生きればいい。

死に時の考えは、古くからあるものです。アメリカ先住民の詞にもあります。

——今日は死ぬのにもってこいの日だ。

死は悲しいし、つらいものです。それを乗り越えるために、人間は古くから知恵をしぼってきました。

ところが今、医学が進み、安全な世の中になって、多くの人が長生きできるようになると、その知恵を忘れるような風潮になりました。長生きが当たり前のように思われ、本来なら十分に長生きといえる人が、早死にと嘆き嘆かれて死んでいく。寿命が延びて、早死にが増えたという逆説的な状況です。

自分の死に時を何歳にするか、それは自分次第です。そんなことを考えなくても、死は必ずやってきます。死ねば何もわからなくなるので、準備しようがしまいが、結局は同じなのかもしれませんが。

おわりに

この原稿を書きはじめてから、私は何人かの知人に「どれくらいまで長生きしたい？」と質問してみました。

ある友人の奥さんは、「わたしは長生きなんかしたくないわ」と言ったあと、「せいぜい、八十歳までいい」と続けたので、同席者が全員コケました。せいぜいと言うからには、六十歳くらいかなと思ったからです。

別のある友人はこう言いました。

「まあ、九十歳くらいまでは現役で仕事をして、引退してから十年くらいゆっくり余生を楽しんでから死にたいな」

冗談でもふざけているのでもありません。ふつうにそんな感覚でいるのです。

私は老人医療という仕事がら、苦しい状況の老人を多く見ているので、ことさら悲観的なのかもしれません。しかし、いくらなんでも「せいぜい八十歳」とか「百歳まで余生を楽しんで」というのは、楽観的すぎるのではないでしょうか。

とはいえ、日本人の平均寿命は八十二歳などと喧伝されると、八十歳でも平均以下と感じるのも当然かもしれません。でも、それでいいのでしょうか。六十代で寝たきりの人や、七十代で毎日「死にたい」と繰り返す人を診ている私としては、首を傾げずにはおられません。

今はいろいろなことが便利になり、楽しいことが増え、快適な生活が手に入るようになりました。経済的繁栄のために欲望は正当化され、慎ましやかさとか我慢強さは蔑ろにされています。健康産業や介護ビジネスは巨大マーケットとなり、情報ばかり先走り、欲望ばかり刺激され、人々はまるで悪霊に憑《つ》かれた豚のように、悲惨な長寿の谷底へなだれ込んでいくようです。

現場でその悲惨さに向き合っている私は、何も知らずに長寿を願う人たちに、ついこう聞いてみたくなります。

――そんなに長生きしたいですか。

自然に逆らうことは、苦しみと煩いを増やすばかりです。多くの老人の死を看取って、そう思います。

死に時が来たときは、抗わないことがいちばん楽です。受け入れる準備さえできていれば、心も穏やかになれるでしょう。

そろそろ終わりかな、という感覚。

ああ、楽しい一生だった、なかなか面白い人生だった、あのときは楽しかった、あんなこともあった、こんなすごいこともあった、つらいとき、苦しいときもあったけれど、よくがんばった、あれほど笑って、あれほど泣いて、感動したり、興奮したり、満腹したり、うっとりしたり、きれいだなとか、切ないなとか、素晴らしいと思ったり、怒ったり、考え込んだり、嘆いたり、想えば盛りだくさんな人生だった……。

そんな気持で最期を迎えられれば、少しは落ち着いて逝けるのではないでしょうか。それ以上の人生を望んでも、きりはないのですから。

だから、私はそろそろ準備にかかろうと思っています。それでうまく死ねるかどうか、結果は見てのお楽しみ。

自信のほどは、まるで心許ないのですが。

末尾ながら、本書の出版を引き受けてくださった幻冬舎社長・見城徹氏と、私にぴったりのテーマを与えてくれた同社編集局長・志儀保博氏に、心よりの感謝を捧げます。

二〇〇六年十月二十四日

久坂部　羊

著者略歴

久坂部羊《くさかべよう》

医師・作家。一九五五年、大阪府生まれ。大阪大学医学部卒業。
二〇〇三年、小説『廃用身』(幻冬舎文庫)でデビュー。
第二作『破裂』が「平成版『白い巨塔』」と絶賛され、
十万部を超えるベストセラーとなる。
他の小説作品に『無痛』(以上、幻冬舎)がある。
小説外の作品として
『大学病院のウラは墓場』(幻冬舎新書)がある。

幻冬舎新書 019

日本人の死に時
そんなに長生きしたいですか

二〇〇七年一月三十日 第一刷発行
二〇一二年四月 六 日 第九刷発行

著者 久坂部羊
発行人 見城 徹
編集人 志儀保博

発行所 株式会社 幻冬舎
〒一五一-〇〇五一 東京都渋谷区千駄ヶ谷四-九-七
電話 〇三-五四一一-六二一一(編集)
〇三-五四一一-六二二二(営業)
振替 〇〇一二〇-八-七六七六四三

ブックデザイン 鈴木成一デザイン室
印刷・製本所 株式会社 光邦

Printed in Japan ISBN978-4-344-98018-1 C0295
く-1-2

幻冬舎ホームページアドレス http://www.gentosha.co.jp/
*この本に関するご意見・ご感想をメールでお寄せいただく場合は、comment@gentosha.co.jp まで。

幻冬舎新書

久坂部羊
大学病院のウラは墓場
医学部が患者を殺す

医者は、自分が病気になっても大学病院にだけは入りたくない――なぜ医療の最高峰・大学病院は事故を繰り返し、患者の期待に応えないのか。これが、その驚くべき実態、医師たちのホンネだ！

浅羽通明
右翼と左翼

右翼も左翼もない時代。だが、依然「右―左」のレッテルは貼られる。右とは何か？　左とは？　その定義、世界史的誕生から日本の「右―左」の特殊性、現代の問題点までを解明した画期的な一冊。

香山リカ
スピリチュアルにハマる人、ハマらない人

いま「魂」「守護霊」「前世」の話題が明るく普通に語られるのはなぜか？　死生観の混乱、内向き志向などとも通底する、スピリチュアル・ブームの深層にひそむ日本人のメンタリティの変化を読む。

小浜逸郎
死にたくないが、生きたくもない。

死ぬまであと二十年。僕ら団塊の世代を早く「老人」と認めてくれ――「生涯現役」「アンチエイジング」など「老い」をめぐる時代の空気への違和感を吐露しつつ問う、枯れるように死んでいくための哲学。

幻冬舎新書

小山薫堂
考えないヒント
アイデアはこうして生まれる

「考えている」かぎり、何も、ひらめかない――スランプ知らず、ストレス知らずで「アイデア」を仕事にしてきたクリエイターが、20年のキャリアをとおして確信した逆転の発想法を大公開。

清水良典
2週間で小説を書く!

画期的! 小説の楽しみと深さを知り尽くした文芸評論家が考案した14のプログラムを実践することによって、確実に小説を書く基礎である文章力、想像力、構想力を身につけることができる本!!

白川道
大人のための嘘のたしなみ

仕事がうまくいかない、異性と上手につき合えない……すべては嘘が下手なせい! 波瀾万丈な半生の中で多種多様な嘘にまみれてきた著者が、嘘のつき方・つき合い方を指南する現代人必読の書。

橘玲
マネーロンダリング入門
国際金融詐欺からテロ資金まで

マネーロンダリングとは、裏金やテロ資金を複数の金融機関を使って隠匿する行為をいう。カシオ詐欺事件、五菱会事件、ライブドア事件などの具体例を挙げ、初心者にマネロンの現場が体験できるように案内。

幻冬舎新書

三浦佑之
金印偽造事件
「漢委奴國王」のまぼろし

超一級の国宝である金印「漢委奴國王」は江戸時代の半ばに偽造された真っ赤な偽物である。亀井南冥を中心に、本居宣長、上田秋成など多くの歴史上の文化人の動向を検証し、スリリングに謎を解き明かす！

和田秀樹
バカとは何か

他人にバカ呼ばわりされることを極度に恐れる著者による、バカの治療法。最近、目につく周囲のバカを、精神医学、心理学、認知科学から診断し、処方箋を教示。脳の格差社会化を食い止めろ！

大野裕
不安症を治す
対人不安・パフォーマンス恐怖にもう苦しまない

内気、あがり性、神経質――「性格」ではなく「病気」だから治ります。うつ、アルコール依存症に次いで多い精神疾患といわれる「社会不安障害」を中心に、つらい不安・緊張への対処法を解説。

田中和彦
あなたが年収1000万円稼げない理由。
給料氷河期を勝ち残るキャリア・デザイン

大企業にいれば安泰、という時代は終わった。年収1000万円以上の勝ち組と年収300万円以下の負け組の二極分化が進む中で、年収勝者になるために有効な8つのポイントとは。

幻冬舎新書

谷沢永一
いじめを粉砕する九の鉄則

いじめは問題だというが、そうではない。いじめを跳ね返す力がなく、自ら命を絶つ子供が増えたことが問題なのだ。人間通の著者が喝破する、唯一にして決定的ないじめ解決法とは？

中川右介
カラヤンとフルトヴェングラー

クラシック界の頂点、ベルリン・フィル首席指揮者の座に君臨するフルトヴェングラー。彼の前に奇才の指揮者カラヤンが現れたとき、熾烈な権力闘争が始まった！男たちの野望、嫉妬が蠢く衝撃の史実。

中山康樹
挫折し続ける初心者のための 最後のジャズ入門

すでに入門を果たした人たちにとってジャズは決して怖くない。わかっていない入門書、おせっかいなマニアなど、初心者を惑わす要因を一蹴し、「唯一の入り口」に誘う、最強のジャズ入門。

山﨑武也
人生は負けたほうが勝っている
格差社会をスマートに生きる処世術

弱みをさらす、騙される、尽くす、退く、逃がす……あなたはちゃんと、人に負けているか。豊富な事例をもとに説く、品よく勝ち組になるための負け方人生論。妬まれずにトクをしたい人必読！